LA PRÁCTICA DE LA INMORTALIDAD

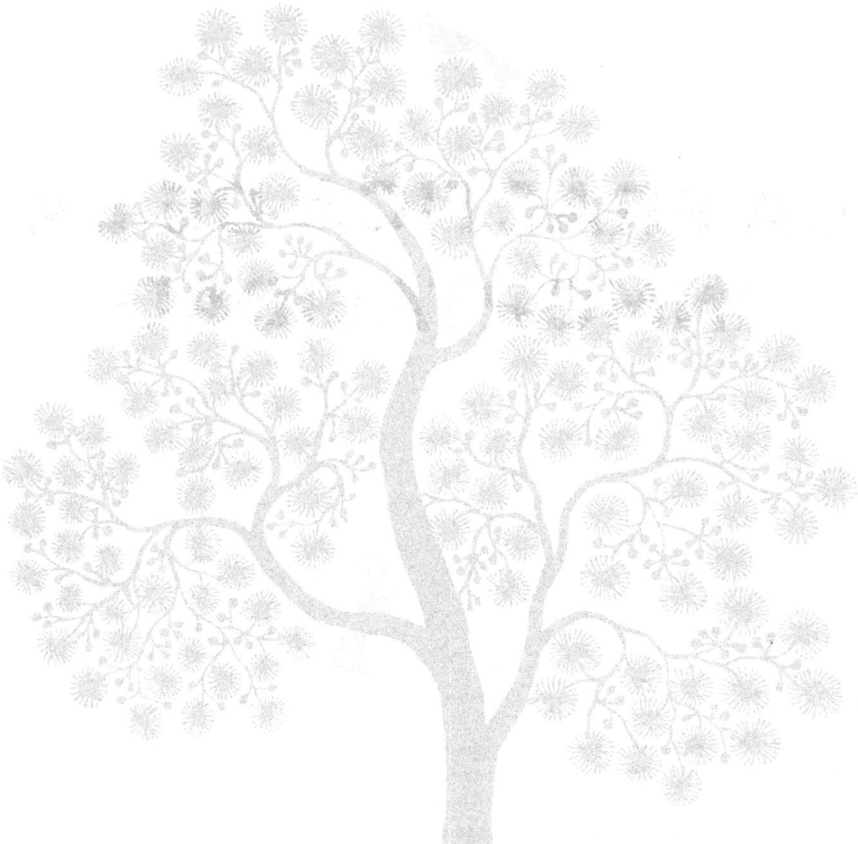

ISHAN SHIVANAND
FUNDADOR DE YOGA OF IMMORTALS

LA PRÁCTICA DE LA INMORTALIDAD

La guía de un monje moderno para descubrir tu potencial ilimitado de salud, felicidad y positividad

Traducción de Victoria Simó

Autoconocimiento

DIANA

Título original: *The Practice of Immortality*

Diana es un sello editorial de Editorial Planeta, S. A.
Diagonal, 662-664, 08034 Barcelona (España)
www.dianaeditorial.es
www.planetadelibros.com

De la ilustración del interior: árbol de Artology Namaha/ Shutterstock; figura de Aninata/Shutterstock

Primera edición: febrero de 2026
Depósito legal: B. 69-2026
ISBN: 978-84-1119-310-8
Composición: Realización Planeta
Impresión y encuadernación: Limpergraf, S. L.
Impreso en España - *Printed in Spain*

PEFC Certificado
Este libro procede de bosques gestionados de forma sostenible
PEFC
PEFC/14-38-00305
www.pefc.es

Este libro está dedicado a la chispa divina que habita en todos los seres humanos, a los gurús que me precedieron y que han contribuido a despertar esa divinidad en las personas y a todos los buscadores que han emprendido la misión de encontrar la divinidad en el interior de sí mismos.

न जायते मिर्‌यते वा कदाचि
नायं भूत्‌वा भविता वा न भूय: |
अजो नित्‌य: शाश्‌वतोऽयं पुराणो
न हन्‌यते हन्‌यमाने शरीरे || 20||

Para el espíritu no existe el nacimiento ni la muerte
en ningún momento. No ha llegado a ser ni dejará de ser.
El espíritu es innaciente, eterno, permanente y primordial.
No se destruye cuando el cuerpo desaparece.

Bhagavad Gita, capítulo 20, versículo 20

SUMARIO

Segunda parte
Dominar la mente

Tercera parte
Dominar el cuerpo

Cuarta parte
Ser un experto en el alma

INTRODUCCIÓN

Dos pájaros se posan en el mismo árbol, son compañeros inseparables. Uno come los frutos del árbol mientras el otro observa lo que está pasando. El primer pájaro es nuestro ser finito, que se alimenta de los placeres y los sinsabores de sus obras; consume la ansiedad, el estrés y la pesada carga de esta vida. El segundo pájaro es nuestro yo inmortal e infinito, que lo presencia todo desde el silencio y la serenidad.

Este libro trata de mi viaje personal y de cómo pasé de ser el primer pájaro, inmerso en el caos, a convertirme en el segundo, mi yo inmortal. También habla de ti. Te enseña a descubrir esa segunda versión inmortal de ti mismo.

He aquí la verdad pura y simple: no somos los seres finitos que nuestra mentalidad limitada nos ha inducido a creer. Cada uno de nosotros posee un inmenso potencial sin explotar, no solo para disfrutar de salud, éxito, felicidad y positividad, sino también para crearlos; y para alargar hasta el infinito, manipular y emplear al máximo el tiempo que se nos ha concedido.

En el caso de la mayoría de nosotros, los límites de la mente tienden a disfrazarse de conveniencia y productividad. En este mundo moderno, estamos a una búsqueda en Google de saber qué pensar, decir o hacer. Recurrimos a la comida, al alcohol, a las drogas, al sexo y a las redes sociales para estimularnos. De ese modo, permanecemos sumidos en un sueño sin fin, hasta que alguien nos grita: «¡Despierta!».

Me eduqué como shivaísta, devoto de Shiva. A Shiva, una de las grandes deidades hindúes, se lo conoce también por los nombres de Shambho ('benigno'), Mahesha ('gran señor') o Mahadeva ('gran dios'), entre otros muchos. Los shivaístas buscamos la fusión con Shiva para convertirnos en uno con la divinidad. Los seguidores de esta tradición no contemplamos la divinidad como algo externo, porque sabemos que forma parte de nosotros. El universo está dentro de cada cual. Todas las personas albergan la semilla de la inmortalidad, pero la mayoría no son conscientes de ello. Yo me propongo despertarlas de su letargo.

Nací en el seno de un antiguo linaje de yoguis y pasé los primeros veinte años de mi vida en un monasterio, donde cada día aprendíamos antiguas técnicas yóguicas que buscaban promover la fuerza y la salud tanto de mente como de espíritu. En el *ashram* no había relojes. No contábamos los segundos, las horas, los días ni los meses: solo prestábamos atención a las estaciones. Cuando llegaban los fríos vientos, decíamos: «¡Oh! ¡Ya estamos en invierno!». Cuando veíamos a los pájaros construir sus nidos, exclamábamos: «¡Ha llegado la primavera!». El reloj eran nuestros sentidos.

Todos los habitantes del monasterio habían oído hablar del *mahasiddha*, un estado de unidad caracterizado por una gran quietud y un hermoso silencio. Los pocos que eran capaces de alcanzarlo, denominados a su vez *mahasiddhas*, habían conquistado el proceso y alcanzado el autodominio. Eran perfectos: su yo mortal se había fusionado por completo con su yo inmortal. Podían dejar de obsesionarse con el pasado o de preocuparse por el futuro. El tiempo no afectaba a los *mahasiddhas*, no porque hubieran adquirido la capacidad de controlar el paso de los segundos por arte de magia, sino porque conocían un secreto: aquello que nos provoca ansiedad ante un ritmo vertiginoso o ante la presión de un plazo inminente nunca es el tiempo en sí mismo, sino la propia mente.

Los monjes del monasterio no temían a la muerte ni a la enfermedad: no le tenían miedo a nada. Habían descubierto su afinidad con el resto del mundo: estaban hechos de la misma energía que los árboles, las montañas y los lagos. Su día también constaba de veinticuatro horas, pero ellos tenían todo el tiempo del mundo.

No obstante, mi verdadero viaje espiritual comenzó cuando salí del *ashram*. Entonces fui capaz de apreciar la realidad de una parábola que me habían enseñado en el monasterio. Mi gurú me dijo que el cristal puede ser un espejo o una ventana. Cuando miras a un espejo, solo ves tu reflejo; cuando miras por la ventana, te asomas a la belleza y a la infinitud del universo que te envuelve. Los espejos tienen un lado recubierto y opaco; la ventana es pura, transparente. Para convertir un espejo en cristal transparente, hay que purificarlo retirándole la capa que recubre uno de sus lados. Fuera del *ashram* pasé por un proceso de purificación, de tal modo que, cuando miré al interior, pude ver el segundo pájaro: mi yo inmortal.

Al salir al mundo exterior tuve la sensación de que las personas necesitaban un bote salvavidas. Veía a estudiantes que se lanzaban al mundo sin estar preparados para la inclemencia y el caos. Veía a profesionales de la medicina que sufrían el síndrome del profesional quemado por las carencias emocionales de la ciencia de la salud. Veía a veteranos de guerra destrozados por sus experiencias bélicas. Por todas partes había personas que sufrían los efectos de la autolesión, la autodestrucción, la ansiedad, la depresión, el insomnio, la impotencia... Quería que todos ellos tuvieran acceso a las herramientas que habían hecho de mí una persona más fuerte.

En la actualidad, viajo por todo el mundo cumpliendo mi misión educativa de acercar al mundo el Yoga de los Inmortales. El programa emplea una serie de técnicas poderosas y relajantes que abarcan el trabajo respiratorio *(pranayama)*, el trabajo con la conciencia, la atención plena y la canalización de la energía, todas ellas basadas en la sabiduría de las veintiuna generaciones que constituyen mi linaje espiritual. En el monasterio, los procesos se transmitían de forma un tanto vaga: no estaban organizados ni se explicaban de manera ordenada. Mi misión existencial ha sido sistematizarlos para que cualquiera, en cualquier lugar, pueda aprenderlos y ponerlos en práctica.

Si bien estas enseñanzas son antiguas, no se pueden considerar en absoluto obsoletas: en el mundo actual son más relevantes que nunca. Estamos inextricablemente unidos al mundo que nos rodea, y cuando lo destruimos, acabamos por destruirnos a nosotros mismos. Por más que confiemos en la tecnología y creamos haber resuelto todos los dilemas humanos, tarde o temprano llegará el momento del desengaño. Y ese desengaño nos indica que estamos preparados para emprender un viaje interior: un periplo semejante al que describo en estas páginas, que me permitió evolucionar del primer pájaro al segundo y encontrar mi yo inmortal.

Aunque el nombre del programa incluye la palabra *yoga*, tiene poco que ver con el yoga que se practica en los gimnasios y centros de *fitness* occidentales; un enfoque que, citando las sabias palabras de otro gurú, «tomaron una práctica relativa al espíritu y el corazón y la convirtieron en algo relativo al trasero». Las prácticas yóguicas y meditativas de mi tradición abarcan todas las ramas del yoga: no solo trabajan el plano físico, sino también el emocional, el cognitivo y el interpersonal. El yoga que enseño es una práctica terapéutica, un modo de vivir la vida y no solo una forma de mejorar la postura y la flexibilidad física. Numerosas tradiciones occidentales se centran en el primer pájaro y tratan de apaciguarlo, en lugar de fusionarse con el segundo pájaro en la rama más alta. Cuando se produce esta fusión, suceden cosas hermosas.

Al hablar de inmortalidad no me refiero a un sueño legendario: hablo de una actitud. Hablo de una práctica. Hablo de una llamada al despertar. No se trata de ganar más tiempo, sino de expandir la relación con el tiempo. Eso es lo que te ofrezco a través de la lectura de este libro.

Estas ideas pueden parecer místicas y abstractas, pero la premisa fundamental no es una idea novedosa. De hecho, la idea de existir en el momento presente es la base de casi todas las prácticas populares y contemporáneas de *mindfulness*. Si somos capaces de vivir en el momento presente, cualquier ansiedad relativa al pasado y al futuro desaparece; nos relajamos y empezamos a ver con más claridad lo que tenemos delante. Estamos mucho más cerca de ser *mahasiddhas*.

No puedo prometerte que, por el hecho de leer este libro, vayas a convertirte en un *mahasiddha* (muchos monjes dedican años e incluso décadas de práctica diaria a alcanzar ese objetivo y solo un pequeño porcentaje lo consigue), pero sí puedo asegurarte que este libro y las prácticas que contiene cambiarán por completo tu relación con el tiempo.

Aunque mi padre es un gurú y líder espiritual muy conocido, no nací con más conocimientos ni más evolucionado espiritualmente que cualquier otra persona. Mi viaje personal arrancó con abundantes lecciones tradicionales que implicaban el entrenamiento del cuerpo y la mente a través del yoga, la meditación, las artes marciales, las historias y la medicina herbal. Sin embargo, algunas de las lecciones más importantes que he aprendido a lo largo del camino proceden de vías en absoluto tradicionales. Mis circunstancias y mi ego me obligaron a emprender mi propio peregrinaje interior con el objeto de descubrir el néctar de la inmortalidad que alberga mi alma, tal y como cada uno de nosotros debe hacer en su momento y es capaz de hacer con la orientación adecuada. *La práctica de la inmortalidad* imparte sus enseñanzas a través de la historia de cómo abandoné el *ashram* para salir al mundo exterior. Ese viaje transformador que me proporcionó la inspiración necesaria para compartir la sabiduría de mi linaje con un mundo que sufre los efectos de la ansiedad, el miedo, la competitividad y la ira. También es una guía para alcanzar la inmortalidad..., aunque no como la mayoría de la gente la entiende. En las ciencias meditativas orientales, la coronilla es la sede de Shiva y la base de la columna vertebral es la sede de Shakti.

Entre esos dos puntos, entre Shiva y Shakti, se encuentra todo el universo. Yo he sido creado por el universo y albergo el universo dentro de mí.

Considera este libro como una especie de precuela. No solo describe el origen de Ishan Shivanand, el monje y maestro que enseña este programa a millones de personas, sino también el origen del método que he desarrollado recurriendo a la sabiduría ancestral de las ciencias védicas. Aunque este programa se basa en tradiciones milenarias, la ciencia moderna corrobora su eficacia. Como monje principal del linaje Shiv Yog, imparto mis enseñanzas desde 2008 a millones de personas de todos los países que existen bajo la luz del sol. Los profesores siempre aprenden de sus alumnos, así que esta interacción constante con personas de todas las razas, los géneros y los sistemas de creencias me ha permitido aprender y crecer año tras año. Como investigador, he dirigido estudios cuantitativos que han demostrado la eficacia de las prácticas Shiv Yog para reducir la ansiedad, el insomnio y la depresión en niveles significativos.

A lo largo del libro vas a adquirir las herramientas que necesitas para iniciarte en estas prácticas y emprender tu propio viaje. Accederás a conocimientos que mis antepasados tardaron milenios en dominar, pero podrás asimilarlos en esta encarnación, algo que te permitirá superar cualquier turbulencia (estrés, miedo, ira, tristeza) que te depare la vida.

En mi cultura, las historias se consideran herramientas muy poderosas. Son un vehículo capaz de transmitir cualquier enseñanza. El Bhagavad Gita, uno de los textos sagrados del hinduismo, se despliega en torno a una conversación entre Krishna, el señor del universo, y el héroe guerrero Arjuna. De manera parecida, las lecciones que contiene este libro están ocultas a plena vista, entretejidas con los relatos de mi infancia. Cada capítulo comienza con un *sutra*, palabra que literalmente significa 'hilo'. Cuando tejemos una guirnalda de flores, utilizamos un *sutra* para darle estructura y forma; si el hilo se rompe, las flores se esparcen. Los *sutras* de este libro son los hilos de las verdades universales que transmite cada capítulo.

Al final de cada uno encontrarás un ejercicio de meditación llamado *samadhi*. Esa palabra sánscrita se utiliza en distintas tradiciones espirituales para describir un estado en el que, a través de la concentración meditativa, el individuo llega a ser uno con el universo. El *samadhi* es algo que se hace, pero también es algo que se experimenta. Aporta una sensación de dicha, entendida como una alegría interior que no se deja empañar por las circunstancias. En este tipo de dicha no caben la tristeza, el miedo, el sentimiento de culpa, la decepción, la preocupación, la ira, la desesperación ni la confusión. Está al alcance de todos, hombres y mujeres por igual, sea cual sea nuestra edad, el sistema de creencias en el que nos hayan educado o el color de nuestra piel.

Podríamos definir las prácticas de *samadhi* como la expresión viva de cada capítulo, en la que puedes participar. Si el capítulo es el árbol, el *sutra* es su semilla y la práctica es el fruto, que te ofrece profunda felicidad cuando te concentras en él, lo meditas y aprendes lo que te enseña.

Entre estos tres elementos (las reflexiones de los *sutras*, la contemplación de las historias y la aplicación de las meditaciones) se crea un efecto de vaivén parecido al que se genera en la música entre el sonido y el silencio, entre la actividad y la inactividad. De la combinación entre los sonidos y las pausas se genera la música. Pero una nota continua sin pausa no es música, sino ruido. En la actualidad, la vida a menudo se parece más al ruido que a la música, porque hemos olvidado la importancia del silencio. En este libro, la historia es el sonido y la meditación es la pausa. La vía de entrada a tu yo inmortal se encuentra en ese silencio. Por eso te recomiendo que leas un capítulo, dejes que la historia resuene en ti, hagas una pausa a través de la meditación y continúes. De este modo podremos crear juntos una sinfonía.

Hay muchos caminos que te permiten acceder al interior de ti mismo con el fin de que puedas experimentar la armonía que llevas dentro y soltar las cargas emocionales que acarreas. Espero que este libro te ofrezca uno de esos caminos y que conectes con tu yo inmortal para sacarle partido al poder que ya existe en ti.

PRIMERA PARTE

Adiós al paraíso

Rajastán

CAPÍTULO 1

En pos del camino de la unidad

आपको ध्यायो आपको भजो
आप में आपकेराम आप होकर रहते हैं।

Medita sobre el ser, contempla el ser.
La divinidad que buscas habita en ti.
Es eso que llamas «yo».

En las oscuras montañas de Aravalli, en el noroeste de la India, la cordillera más antigua del mundo, hay enormes rocas de granito dispersas por el vasto paisaje. Nada en ellas llama particularmente la atención. Un día, un hombre se acerca, mira una roca en particular y sonríe. Ese hombre es un artista y siente compasión por la roca. Quiere convertirla en algo especial, así que toma sus herramientas y empieza a tallar. El implacable repiqueteo de su martillo resuena bajo el sol abrasador y alguien podría pensar que sus golpes van a destruir la roca. Sin embargo, para el ojo entrenado del artista la roca está cambiando, deviniendo en algo distinto. A medida que la roca se transforma, surge el significado. Ahora esa roca es diferente a todas las demás. Es hermosa. Cuenta una historia. El artista se aleja y observa su creación, una forma majestuosa con rasgos definidos: cada línea y cada curva están dotadas de un profundo significado. El creador sonríe y se aleja.

A partir de ese momento, la roca es especial. Es arte. Destaca en el paisaje e inspira a los viajeros. Aporta belleza al entorno. Tiene un propósito.

Me enseñaron que todos los niños son rocas al nacer. Si el niño tiene suerte, encontrará a un maestro evolucionado que verá la belleza en él. El maestro dedicará tiempo a esculpir al niño, a darle forma, a otorgarle un propósito. La sabiduría del maestro moldea al niño. Cuanto más sabio es el maestro, más perfecto es su arte, ya que esa no es la primera roca que el maestro ha esculpido. Hubo muchas antes y habrá muchas después, pues el maestro es anciano: tan anciano, probablemente, como las montañas de Aravalli.

Pero, si el niño tiene mala suerte, no encontrará a ningún maestro en sus viajes por el mundo. Martillos y cinceles aleatorios en forma de traumas y emociones negativas lo golpearán por todos los frentes y maltratarán sus superficies. No hay estructura, no hay diseño ni enfoque en esos golpes. Podría suceder que los golpes aleatorios crearan una obra maestra a partir del caos, pero es una posibilidad entre mil millones: no les sucede a todos los niños. En la mayoría de los casos, al final, no hay arte. Lo que queda es solo polvo.

Como niño criado en un monasterio, fui afortunado: una roca nacida entre monjes sabios, cada cual dotado de una gran habilidad, capaces de crear una obra maestra. Y, desde que tengo memoria, el martillo y el cincel de esos antiguos maestros han obrado magia en mi mente, en mi cuerpo y en mi alma.

Recuerdo un hermoso cielo nocturno cuajado de miles de estrellas. En el desierto en el que vivía dormíamos al raso y veía las grandes constelaciones. Contemplando la infinidad de estrellas fugaces que surcaban el cielo, entendí que el universo es inmenso. Al amanecer veía las siluetas de las montañas Aravalli al otro lado del desierto. En las estribaciones avistaba hombres y niños que conducían sus caravanas de camellos, y con el tintineo de las campanas llegaban a mis oídos los sonidos de sus cantos místicos. Los artesanos y los monjes recitaban los himnos de los Vedas en una lengua tan antigua como el tiempo. Los Vedas son escrituras legendarias que, según la tradición, no fueron redactadas por ninguna mano humana, porque eran los sonidos celestiales del universo, el conocimiento eterno que solo se podía escuchar cuando se alcanzaba el silencio absoluto. Cuentan las historias que durante miles de años los Vedas se transmitían en forma de energía directamente del maestro al discípulo que había alcanzado la perfección y la iluminación. Sin embargo, con la llegada de la palabra y el papel, se plasmaron por escrito. A partir de ese momento fue posible leerlas, memorizarlas y enseñarlas.

Yo solo sabía que me gustaban los sonidos. Me hacían vibrar. Me sentía como si no hubiera despertado del sueño todavía o me hallara en un estado de profunda hipnosis. Me sentía como una abeja inundada del zumbido de esos mantras sagrados.

Entonces, me levantaba, plantaba los pies en la arena y miraba mis pequeñas huellas. Esa es la belleza de vivir en el desierto: ves las huellas. Antes de que el viento las borre, solo durante un momento, sabes quién ha ido y quién ha venido, adónde y por dónde. Inmerso en mi zumbido, echaba a andar y buscaba la huella más grande y profunda de todas: la huella de mi gurú, mi maestro. Era un hombre fuerte, de huesos grandes y barba negra y tupida, y en sus ojos brillaba la luz pura del sol. Ese gurú se ocupaba de mi formación en el monasterio. Casualmente, también era el monje de mayor rango y mi padre.

Yo le llamaba Babaji, que significa 'padre'. Es un término cariñoso, pero también muy respetuoso. Babaji tenía una pequeña cabaña, detrás de la cual había una enorme roca en la que se sentaba a meditar. Yo sabía dónde encontrarlo, pero de todos modos me gustaba seguir sus huellas. Sabía dónde estaba porque mi padre tenía dos perros enormes. Eran criaturas poderosas, siempre en guardia, que seguían a mi padre como una sombra. Uno se llamaba Tufan, una palabra sánscrita que significa 'tormenta', y el otro, Shanti, que significa 'paz'. Me veían venir de lejos corriendo como una flecha y, cuando me acercaba, se ponían de pie como para saludarme con respeto. Yo rodeaba la cabaña y veía a mi maestro meditando en su roca.

Cierto día, Babaji me dijo:

—Siéntate, Ishan. Voy a darte la primera lección.

Iba a hincarme el cincel por primera vez. Entonces yo no lo sabía, pero estaba a punto de cambiar para siempre. Pues esa es la ignorancia de la roca y ese es el valor del cincel.

Me pidió que cerrara los ojos y que percibiera todo lo que había en derredor: el sol, el cielo, la tierra, la arena, el viento.

—¿Qué sientes? —me preguntó.

—Tengo hambre.

Le oí reír, pero no me atreví a abrir los ojos. La disciplina era lo primero que se inculcaba a todos los niños del monasterio y la palabra del gurú era ley. Si me ordenaba que cerrara los ojos, yo obedecía.

—Hijo —me dijo—, la gente dice que Dios es el creador y que tú eres su creación. Pero ese es el camino de la dualidad. El camino de la separación. Mi querido hijo, Dios es el bailarín y tú eres la danza, y ese es el camino de la unidad. Quiero que te sientes y percibas que eres uno con el universo. Siente cada uno de tus átomos. Dentro de cada átomo, el movimiento es la danza de Dios. Mientras él danza, tú existes. Y cuando se detiene, tú te detienes. Si puedes sumergirte en ese concepto de no dualidad *(advaita)*, tu conciencia empezará a ascender.

A continuación, me pidió que me concentrara en la respiración.

—Cuando empieces a inspirar, siente tu cuerpo. Luego espira y dirige esa atención a tu mente consciente. Ahora, cuando vuelvas a inspirar, profundiza y siente los órganos. Mientras espiras, traslada esa conciencia de la zona subconsciente a tu consciente. Inspira de nuevo y profundiza aún más: intenta sentir la parte más pequeña de lo que eres, los átomos. Sumérgete profundamente y después, de nuevo, lleva la atención a la superficie. A continuación, inspira un poco más e intenta visualizar los átomos, que bailan igual que partículas de arena empujadas por el viento.

Como el niño que era, imaginé una tormenta de arena en mi interior que giraba y giraba: la danza de los átomos.

—Esa es la danza de Shiva —me dijo Babaji, refiriéndose a una de las deidades supremas—. Medita sobre eso un momento y acepta que eres uno con el Bailarín. Siente tu cuerpo. Luego inspira y espira, y traslada la conciencia de los átomos a la superficie.

La voz de mi padre era muy potente: un bajo profundo con intensas reverberaciones. Era una voz musical, aunque solo estuviera hablando. Cuando los pájaros se comunican entre ellos, su canto suena como música a nuestros oídos. Y así sonaba la voz de mi padre cuando me daba instrucciones. Oía su música.

No lo sabía en aquel entonces, pero Babaji me estaba iniciando en una de las técnicas fundamentales del *samadhi*, que me permitía conectar con el mismísimo universo.

Así transcurrían mis días como niño del monasterio. Mis otros recuerdos más tempranos son de mucha gente reunida para comer, todos ellos monjes de distintas edades y condiciones. No sé de dónde procedían. Algunos se quedaban en el monasterio; otros eran viajeros que iban y venían. A los niños siempre se nos animaba a sentarnos a escuchar a los monjes que estaban de paso, pues uno de los *sutras* (reglas) más importantes del monasterio era el *satsang*, que literalmente significa 'buena compañía'. Los monjes creían que un objeto en reposo tiende a permanecer en reposo. Solo cuando se le aplica una fuerza externa (cuando se transmite el conocimiento) y se encienden las chispas de la cognición, empieza una persona a trascender su propio ser. Los monjes creían que el *satsang* aportaba gran conocimiento e inspiración. Buscamos alcanzar aquello que conocemos, pero permanecemos en feliz ignorancia frente a lo que desconocemos. En la India existe un dicho: «Un mono no conoce el sabor del jengibre, por eso nunca lo prueba». El monte Everest ha permanecido millones de años en el mismo sitio sin que nadie le prestase atención. Un día Tenzing Norgay y Edmund Hillary alcanzaron la cima y, de repente, todo el mundo quería escalarlo. A través de la conexión con los demás, descubrimos cosas nuevas y nos desarrollamos.

El *satsang* nos inducía a leer y a escuchar a los monjes, que nos relataban sus grandes viajes y sus increíbles búsquedas. A mi alrededor, los rostros de los jóvenes discípulos se iluminaban con asombro y determinación. Veía a esos niños escuchar las historias de los grandes monjes y adentrarse después en las profundidades de la selva para meditar bajo los árboles más antiguos, donde recibían la luz divina. Yo experimentaba curiosidad, pero no me sentía inspirado. Oía hablar de monjes importantes que habían dejado atrás riquezas y reinos para caminar hacia la inmortalidad sin envejecer, con sabiduría infinita y años incontables, y todo eso me intrigaba, pero no me sentía inspirado. Me quedaba allí sentado con mi *dhoti* (una tela que se lleva envuelta a la cintura), hundiendo los dedos en la arena y acariciando a uno de los perros de mi padre, Tufan, que apoyaba la cabeza sobre mi regazo. Y me preguntaba: «¿Qué plan tiene el destino para mí? ¿Cuál será mi misión?».

En esos momentos volvía a probar la meditación de mi padre y profundizaba en mi interior. Observaba la respuesta que llevaba dentro y espiraba para depositar la conciencia en mi ser actual. Me resultaba sencillo. El problema era que, al considerarlo «sencillo», no apreciaba realmente el valor de esa conciencia y, desde luego, no sentía el tipo de impulso que veía en todos esos grandes monjes que seguían su camino espiritual. La meditación me beneficiaba; pero me sentía desconectado, como si solo estuviera captando un minúsculo atisbo de algo mucho más vasto y hermoso.

En mi caso eran los animales, más que las personas, los que me permitían vivenciar el *satsang*. Cuando convives con un grupo de monjes, eres como un conejo que vive en el suelo y observa a los pájaros en el cielo. Los ves y los admiras, pero no puedes hacer nada más que imaginar cómo debe de ser su vuelo, porque están muy lejos de tu realidad. Mis verdaderos amigos eran los animales. En ese paisaje desértico no existían vallas ni cercados, así que los perros y las vacas se movían en libertad de un lado a otro y a veces se hacían daño. Me encantaba rescatar animales y, si encontraba una criatura herida, la cuidaba. Una vez hallé un cachorro herido y lo estuve atendiendo. Era muy simpático, pero hacía ruidos extraños y tenía unas patas muy fuertes y raras. Un día llegó alguien al monasterio y me vio con mi cachorro.

—¡Eh! —exclamó—. ¿Qué hace ese niño con una hiena?

Para mí era idéntica a cualquier otro ser vivo. Me identificaba con su hambre, con su sensación de desconexión, con su miedo..., y sabía curar esas cosas. En momentos como esos, mi propio sentimiento de desconexión disminuía, solo un poco, y empezaba a vislumbrar mi misión.

Y, entonces, un día, en el desierto (donde uno no ve nada más que caravanas y donde la luz más brillante es la del sol y las estrellas), avisté a lo lejos una nube de polvo con dos luces intensas que se acercaban a toda velocidad. Era el primer coche que veía en mi vida. Me sentí intrigado y empecé a caminar hacia él, sin saber que la inspiración estaba a punto de llegar. El destino me llamaba.

SAMADHI

EJERCICIO DE MEDITACIÓN

Busca un rincón tranquilo, siéntate en una postura cómoda, con la espalda erguida y el cuello recto, y cierra los ojos.

Permanece sentado en silencio.

Continúa en esa posición tanto tiempo como puedas, hasta que notes tensión.

CAPÍTULO 2

En busca del néctar de la inmortalidad

विस्मयो योगभूमिका:

Las diferentes fases del yoga causan asombro.

En ese momento, mi mundo se extendía solo hasta las montañas Aravalli, que asomaban al otro lado de las llanuras en las que descansaba el monasterio. No podía imaginar nada más alejado o más inmenso que eso. Ahora un coche se acercaba.

La emoción se apoderó de nuestra comunidad. ¿Quién era? ¿Y adónde se dirigía? A medida que las luces se acercaban lentamente, comprendimos que, fuera quien fuese, venía a vernos.

Un coche era algo insólito en sí mismo, pero todavía fue más raro ver salir a dos señoras del interior, las dos rubias, de ojos azules y piel clara. Era la primera vez que veía a una persona caucásica y estaba intrigado. Una de las mujeres era mayor, de unos sesenta años, y se presentó como Suzie. La más joven rondaría los cincuenta y cinco años y dijo llamarse Barbara. Eran peculiares y elegantes. Además, vestían pantalones y camisa, prendas que nunca había visto en una mujer. Mi madre y mi hermana vivían en la ciudad y nos visitaban de vez en cuando (algo que era habitual entre las familias de los monjes como mi padre), pero el monasterio estaba habitado principalmente por hombres y niños. Había visto muy pocas mujeres en mi vida, y ninguna como Suzie y Barbara.

Las señoras sentían tanta curiosidad por nosotros como nosotros por ellas. Se comportaban como exploradores recién llegados a la Antártida que estuvieran viendo pingüinos por primera vez. Me acerqué a hablar con ellas y me explicaron que venían de una tierra lejana llamada América. Empleaban un inglés muy sencillo y podía entenderlas porque había aprendido el idioma en los libros y cómics que alguien había donado al monasterio. Parecían muy amables. Una de ellas me dio una chocolatina Snickers, otra novedad. Arranqué el envoltorio y la mordí. En aquel momento, su sabor me pareció celestial. Estaba deliciosa, y al instante me enganché al chocolate y a esos seres divinos que me lo habían ofrecido.

Mientras saboreaba ese trocito de paraíso, Suzie y Barbara me contaron una historia sobre mi propia tierra.

—Aquí, en la India, hay una antigua leyenda sobre dos príncipes de Sri Lanka —empezó Suzie—. Cuenta la leyenda que esos príncipes luchaban contra el demonio de diez cabezas, Ravana, y uno de ellos resultó mortalmente herido. Los médicos sacudieron la cabeza compungidos y dijeron: «La única forma de salvar la vida del príncipe es conseguir una hierba especial del Himalaya. Solo tenemos doce horas, luego morirá».

A esas alturas yo tenía los ojos como platos y estaba sentado en el borde de mi asiento, emocionado por la historia.

—Ahora bien, el Himalaya está muy lejos de Sri Lanka. Esta imponente cordillera se encuentra en el norte de la India, tocando China y Pakistán, y en doce horas alguien debía conseguir la hierba y regresar al extremo sur de la India. La única persona que podía lograr tal hazaña era el dios mono, Hanuman. Y lo hizo: Hanuman voló al Himalaya, encontró la hierba, llamada *sanjeevani*, para curar al príncipe y regresó a Sri Lanka con ella. Los príncipes reanudaron la lucha y ganaron la batalla contra el demonio Ravana.

Barbara me explicó que la hierba *sanjeevani* es capaz de rejuvenecer a las personas. Puede curar todas las enfermedades y devolverte la salud. Según la leyenda de Barbara, la *sanjeevani* era una hierba, pero en nuestro monasterio no la conocíamos como una planta, sino como energía viva: el *chi* (o *qi*) de la medicina tradicional china. La considerábamos una energía divina que creamos a través de las prácticas yóguicas y que fluye desde el interior para generar salud y felicidad ilimitadas.

Como dos versiones modernas de Indiana Jones, Suzie y Barbara habían viajado por todo el mundo buscando esa hierba. Tan pronto como escucharon la leyenda, decidieron encontrarla y se convirtieron en cazadoras de *sanjeevani*. Las mujeres habían viajado a Sri Lanka, pero allí no encontraron la planta. Sin embargo, oyeron rumores de que en algún lugar de los desiertos de Rajastán había monasterios aislados donde los monjes practicaban las artes de «la *sanjeevani* viviente». Así que esta pareja de hermosas y sabias mujeres vestidas con camisas y pantalones había volado miles de kilómetros hasta Sri Lanka, luego miles más hasta Rajastán, y después habían cruzado el desierto en coche buscando este legendario monasterio para llegar finalmente a nuestra puerta.

Yo estaba fascinado y perplejo al mismo tiempo. Las prácticas de *sanjeevani* me parecían algo normal y corriente. Llevaba toda la vida viéndolas a mi alrededor, igual que la arena del desierto. ¿Cómo habían ido a parar a mi casa esos dos seres, que para mí eran algo así como ángeles o extraterrestres, y por qué consideraban esas prácticas tan valiosas como para cruzar el planeta con tal de encontrarlas? Un planeta que, al parecer, se extendía mucho más allá de las cimas de las montañas que antes marcaban los límites de mi mundo.

Y lo que es más importante: ¿para qué querían Suzie y Barbara la *sanjeevani*, cuando, en mi opinión, tenían algo mucho más valioso: las chocolatinas Snickers?

El concepto de la inmortalidad está muy presente en el folclore oriental y se expresa de muchas formas. Aparece en forma de *sanjeevani*, la hierba medicinal que buscaban Suzie y Barbara, y también como *amrita*, el néctar de la inmortalidad que se extrajo del océano de leche al principio de la creación. En ambos casos hablamos de poderosas sustancias ajenas al individuo con la capacidad de rejuvenecer. Sin embargo, existe otra idea relacionada con la inmortalidad que no implica recurrir a algo externo, sino a un proceso llamado *prati prasav*. Piensa en el fénix de las antiguas leyendas, que vive cientos de años antes de hallar la muerte en el fuego. El fénix renace milagrosamente de sus cenizas para iniciar de nuevo su larga vida. De manera parecida, el *prati prasav* es un proceso de renacimiento. No hace falta encontrar *sanjeevani* ni beber *amrita*; el *prati prasav* nos permite liberarnos de las emociones negativas, del dolor del pasado y de los traumas persistentes: nos purifica. Mediante el *prati prasav*, el bailarín se funde con la danza y se rompen las cadenas que lo atan al pasado. Ardiendo en el fuego de la meditación intensa, uno se convierte en cenizas y renace del fuego rejuvenecido, fortalecido y en paz.

El *prati prasav* era una práctica sumamente poderosa que se enseñaba a todos los monjes de mi monasterio desde muy temprana edad. Pero yo solo era un niño: ¿cómo iba a valorar lo que implicaba? No arrastraba traumas ni dolor. Era agua pura de manantial, que brotaba prístina de la tierra. A pesar de todo, fui capaz de comprender que Suzie y Barbara habían experimentado emociones que yo no podía ni imaginar y que estaban buscando una juventud que trascendía la piel, aunque ellas no lo supieran.

Más tarde oí a Barbara y a Suzie hablar con mi padre sobre su búsqueda. Fueron muy sinceras con él.

—Venimos de Los Ángeles, en California —explicó Suzie—. Mi marido es ingeniero de sonido y ha trabajado en películas importantes.

Mencionó una serie de películas que yo nunca había oído nombrar.

—Barbara y yo vivimos en Hollywood, rodeadas de actores y celebridades, y hemos recorrido la alfombra roja como si fuéramos estrellas de cine. Antes éramos jóvenes y guapas, pero ahora nos estamos haciendo mayores y no queremos envejecer. Necesitamos ese elixir, la *sanjeevani*. ¿Nos puede ayudar?

Mi padre se dio cuenta de que sus mentes solo buscaban una cosa, la juventud, y una búsqueda tan concreta nunca es saludable. Esas dos mujeres no sabían que la *sanjeevani* no solo cura el cuerpo, sino que también puede curar la mente. Sin embargo, aunque solo aspiraban a conservar la belleza, mi padre quiso ayudarlas. Les dijo a Suzie y a Barbara:

—Aunque les diera algo para la apariencia externa, también deberían pasar por un proceso de purificación, por un *prati prasav*. Porque, como bien saben, no se sirve una comida deliciosa en un plato sucio; antes hay que limpiar el plato.

Les explicó que el proceso de meditación las ayudaría a mirar en su interior para que pudieran desprenderse del pasado, de todo lo que eran y habían aprendido a ser. El *prati prasav* es un proceso guiado: uno no puede hacerlo solo, igual que es imposible practicarse una cirugía a uno mismo. Los participantes necesitan un facilitador que les inicie y les guíe de forma segura a través de las técnicas. En ese sentido, se parece a la imploración de la visión (que precisa de la orientación y la interpretación de un chamán) o a una ceremonia de ayahuasca (que requiere un facilitador para que los participantes se sientan seguros y apoyados).

—Claro —accedieron Suzie y Barbara. Estaban dispuestas a intentarlo.

Mi padre se había dado cuenta de la curiosidad que me inspiraban esas mujeres. Les dijo:

—Necesitarán a alguien que les ayude a realizar el *prati prasav*. Este niño las guiará.

Y me señaló.

Me extrañó que me hiciera responsable de acompañar a las mujeres a través del proceso de renacimiento. Estoy seguro de que a ellas también les sorprendió y puede que incluso les molestara, porque esperaban que las guiara el mejor de los mejores, el monje más veterano, y no un niño. Pero el destino es extraño: nunca sabes qué medio escogerá el gurú para desvelarte tu camino. Y mi padre había decidido que yo trabajara con Suzie y Barbara. Seguramente sabía que yo necesitaba *satsang*, y que el *satsang* surge a veces en los lugares más insospechados.

El sufrimiento aparece cuando no nos conocemos a nosotros mismos. Si no sabemos quiénes somos, creamos un falso ego; y de ese falso ego surgen el dolor y la tristeza, en primer lugar, y luego el miedo. Si deseamos conocernos a nosotros mismos, debemos atravesar todas las emociones no resueltas que llevamos dentro y aprender a desprendernos de ellas. El *prati prasav* nos guía a través de ese proceso hasta que alcanzamos un autoconocimiento profundo o *vidya*.

Prati prasav es una expresión sánscrita que significa 'nacimiento inverso' o 'retroceso al origen'. Se trata de un conjunto de técnicas yóguicas que nos reconectan con la fuente original de nuestras emociones o experiencias para que podamos experimentarlas a fondo y desprendernos de ellas. A través de ese proceso somos capaces de liberar bloqueos emocionales, traumas y patrones negativos que almacenamos tanto en el cuerpo como en la mente.

Los elementos individuales del *prati prasav* están al alcance de todos. A continuación, detallo los más importantes:

> Pranayama: técnicas respiratorias que apaciguan la mente y el cuerpo.
>
> Meditación: enfocar la mente en un único objeto, como la respiración, un mantra o una imagen para cultivar la paz interior y la claridad.
>
> Asanas de yoga: movimientos y corrientes que liberan emociones y bloqueos del cuerpo al tiempo que estimulan el flujo de energía.

Por sencillas que parezcan estas prácticas, el *prati prasav* puede desarrollarse a lo largo de toda una vida, pues nos permite una exploración cada vez más profunda. Así sería en mi caso, sin la menor duda.

Al iniciar el proceso con Suzie y Barbara, descubrí un tipo de dolor que solo había presenciado en los animales que cuidaba. No sabía que los seres humanos podían sufrir de manera parecida. A lo largo de mi vida solo había conocido el éxtasis de los monjes, y ahora, por primera vez, estaba explorando el otro lado del espectro emocional. Gestos que para mí eran sencillos (respirar profundamente, inspirar, profundizar en mi interior, contemplar al bailarín) podían entrañar una gran complicación para una persona normal.

Cada una de nuestras sesiones comenzaba con una chispa que se agitaba y crecía hasta convertirse en un fuego ardiente. El fuego se apagaba poco a poco y al final no quedaba nada más que ceniza. Cada día, Suzie y Barbara liberaban sus emociones y al caer la noche se sentían inundadas de paz y tranquilidad.

A medida que las dos mujeres abrían sus corazones durante las meditaciones, empecé a reparar en otro aspecto del mundo. Algunas de sus emociones se me antojaban demasiado complejas, pero no me correspondía a mí entender lo que estaba pasando en su interior. Mi trabajo como guía consistía en conducirlas a su destino y ayudarlas a superar lo que fuera que estuvieran sintiendo. Pero recuerdo con absoluta claridad la gratitud y la satisfacción que veía en sus rostros después de cada sesión.

Barbara y Suzie vivieron en el monasterio con nosotros durante siete días. Se sentaron y meditaron, y el proceso de *prati prasav* se desplegó. Querían más, así que decidieron quedarse otros siete días. Luego retrasaron su partida otra semana, y otra. Al final, permanecieron cuatro semanas con nosotros.

A lo largo de ese mes las mujeres cambiaron. Durante la primera semana seguían pendientes del mundo exterior. Pensaban en volver y conquistarlo recurriendo al antiguo conocimiento secreto que estaban adquiriendo. La segunda semana su perspectiva cambió y empezaron a vislumbrar lo absurdo de su búsqueda. Al llegar a la tercera semana, su actitud era más serena, más espiritual, más etérea. Y a la cuarta semana habían renacido.

Ya no me veían como un niño y yo no las veía como forasteras. Trabajaban con la misma intensidad y dedicación que cualquier monje veterano. A su llegada, Barbara y Suzie parecían dos turistas en Times Square. Lo miraban todo boquiabiertas, se movían torpemente y se interponían en el camino de las multitudes. No sabían cuáles eran su lugar y su propósito. Si alguna vez has conducido en una ciudad india, habrás experimentado una sensación de caos, pero todo el mundo sabe adónde va: por eso, los vehículos se evitan y no chocan entre sí. Pasadas cuatro semanas, Suzie y Barbara habían encontrado su lugar. Habían hallado la *sanjeevani* que buscaban, que es la energía divina de la inmortalidad.

Durante toda mi corta vida había oído hablar de los distintos procesos de inmortalidad, pero nunca había visto a nadie cambiar de esa manera. Cuando los monjes meditaban, estaban ya en un estadio superior y permanecían en ese lugar elevado, de modo que la diferencia no era perceptible. Cuando riegas una planta en flor con hojas verdes y brillantes, apenas aprecias la diferencia. Pero imagina que regaras una maceta que solamente contuviera una semilla y al poco vieras crecer en ella la flor más hermosa. Cada día presenciaba los cambios en Suzie y en Barbara, y, a medida que ellas cambiaban, algo dentro de mí se transformaba también.

Asimismo, durante esas cuatro semanas asimilé las historias que me contaban sobre el mundo y supe hasta qué punto era vasto y complicado. Sus relatos no se parecían a los cuentos de hadas. Oírlas era como ver una película con los comentarios del director, pues su sabiduría acerca del mundo era muy amplia, saltaba a la vista. Me lo contaron todo sobre los Estados Unidos, sobre las maravillas y los prodigios que albergaba, cosas como la comida rápida y la tecnología. Muchos años después, cuando viajé a ese país, no tuve la sensación de llegar a un lugar completamente nuevo, pues Suzie y Barbara me habían enseñado infinidad de cosas.

Después de conocer a esas dos mujeres, sentí curiosidad por el mundo exterior. Eso era una novedad. En el monasterio prevalece la idea de que las personas que viven al otro lado de sus muros son muy diferentes a nosotros, casi de otra especie. Pero, al conocerlas a ellas, me había dado cuenta de que, en el fondo, no éramos tan diferentes, pues todos tenemos acceso a la inmortalidad divina que albergamos, aunque muchos no lo sepan. No solo eso: también presencié que las personas pueden evolucionar. Durante esas semanas con Suzie y Barbara, descubrí que ese conocimiento que teníamos, esa energía divina, la *sanjeevani* (la inmortalidad), podía transformar a las personas. A su llegada, esas mujeres estaban sufriendo; pero se marcharon inundadas de alegría.

Estoy seguro de que al principio les sorprendió descubrir que no hay planta ni gurú que nos proporcione la inmortalidad. Tampoco se puede hallar en la fama, en la riqueza ni en los aplausos de la multitud. En cambio, entendieron que cada uno de nosotros puede cultivar la inmortalidad dentro de sí mismo. Se ejercita a través de acciones tan sencillas como las prácticas de *samadhi* que contiene este libro. Tenemos un gran potencial sin explotar, un caudal de energía no solo para disfrutar de la vida, sino también para *crear* salud, éxito, felicidad y positividad.

Suzie y Barbara afirmaban haber venido al monasterio en busca de juventud y belleza, pero en realidad buscaban la alegría y la confianza que conllevan la juventud y la belleza. Puede que no encontraran la hierba de la juventud eterna que buscaban, pero se marcharon con una profunda sensación de satisfacción y con un medio para volver a encontrar ese sentimiento dentro de sí mismas, en cualquier momento y en cualquier lugar.

Antes de la llegada de aquellas dos mujeres, me preguntaba cuál era mi propósito en la vida. Ahora, la pregunta había cambiado. ¿Y si mi propósito fuera ayudar a los demás? Inspirado, empecé a imaginar mi propio cuento de hadas. Enseñaría a las personas los protocolos divinos y ellos me tratarían como a un héroe. No sabía nada de Thor ni de Supermán, pero imaginaba que algún día sería como Hanuman, el dios mono, que llevó la *sanjeevani* desde el Himalaya hasta el campo de batalla de Sri Lanka y se convirtió en un héroe. Recorrería el mundo buscando a Suzies y a Barbaras, y compartiría con esas personas la energía divina de la *sanjeevani*. Las ayudaría a sanar y ellas me expresarían su felicidad y agradecimiento. Me encantaba ese cuento de hadas.

Me parecía un objetivo muy razonable, pero, claro, por aquel entonces sabía muy poco de las personas. Cuando eres monje, la gente no te habla como a una persona normal. Te ven como un sanador o un bicho raro. Los lugareños te abordan para saber si los puedes ayudar. O te hacen preguntas extrañas: «¿Puedes volar?» o «¿Si tienes gases, expulsas arcoíris?». Apenas nos ven como seres humanos. Los monjes jóvenes con los que te relacionas están pendientes de su propio camino espiritual, absortos en su viaje para alcanzar su yo interior. Los monjes más ancianos han alcanzado un nivel superior, así que nadie les habla de tú a tú ni les pregunta cosas como: «¿Qué has comido?», «¿Cómo has dormido?». No, nadie charla con ellos. Te dicen que los veneres y que solo les hables cuando sea imprescindible, para no hacerles malgastar unas energías que son tan valiosas como el oro. Mi padre era el monje de mayor rango, así que estaba muy por encima de mí; y mi madre y mi hermana vivían en la ciudad, de modo que tampoco hablaba con ellas a menudo, aunque por otros motivos.

Suzie y Barbara me mostraron que había otra forma de interactuar con los seres humanos y con el mundo. Ellas no eran monjas ancianas, tan evolucionadas que estaban fuera de mi alcance, ni se parecían a mis compañeros, tan preocupados con su evolución espiritual que no buscaban el tipo de conexión que yo había establecido con Suzie y Barbara. Antes de que llegaran esas dos mujeres al monasterio, no conocía ni me importaba la vida del exterior. Cuando se marcharon, empecé a sentir un gran interés, pues me habían mostrado el mundo bajo una nueva luz. Comprendí que las personas que vivían fuera de mi pequeño universo no eran tan distintas a mí y que yo tenía algo que podía ser valioso para ellas.

Empecé a pensar que solo hay dos tipos de personas: las que ya han descubierto al dios que llevan dentro y las que tienen el potencial para hacerlo. Comprendí que tenía un nuevo camino por delante. Podía meditar y alcanzar la felicidad para mí mismo, pero, si podía ayudar a otra persona a alcanzar ese mismo estado, mi dicha sería incomparable. Suzie y Barbara me enseñaron lo que implica ser profesor y alumno al mismo tiempo. Y me parecía maravilloso.

Por primera vez en mi vida no solo estaba intrigado, sino también inspirado. Tenía una razón para aprender todo lo que mi maestro me enseñaba. Me había propuesto dominar la inmortalidad porque quería ser el Hanuman que llevara la *sanjeevani* a quienes la necesitaran.

Estaba cada vez más interesado en el mundo exterior. Deseaba habitar ese vasto cosmos y no el exiguo territorio que siempre había conocido, aunque mi pequeño mundo contenía todo lo que podía necesitar. Sin embargo, yo aún no lo sabía.

Cuando recibes el don de la inmortalidad, te liberas del dolor y del sufrimiento. Conoces la verdadera alegría, el tipo de dicha que no te pueden arrebatar, porque viene de dentro. Los beneficios del *prati prasav* abarcan mucho más que una sensación de calma yóguica: cuando cultivas este tipo de rejuvenecimiento interior, no pierdes el tiempo preocupándote por lo que pueda pasar. Vives con mentalidad de abundancia en lugar de vivir con mentalidad de carencia.

La mayoría de nosotros somos como una botella de Coca-Cola agitada, que está a punto de estallar. Por eso, primero debemos tranquilizarnos: calmar el cuerpo, calmar la respiración y calmar la mente. Solo entonces sabremos qué estamos buscando.

SAMADHI
EJERCICIO DE MEDITACIÓN

Siéntate tranquilamente y cierra los ojos.

Observa tu cuerpo.

Siente lo que surja dentro de ti, sea lo que sea, y continúa en ese estado todo el tiempo que puedas.

CAPÍTULO 3

Ser un maestro del tiempo

गुरु गोविन्द दोउ खड़े, काकेलागूँ पाय ;
बलिहारी गुरु आपने, गोविन्द दियो बताये।

Si mi gurú y Dios están delante de mí,
¿a quién de los dos saludaré primero?
Debería saludar a mi gurú, pues solo gracias
a sus enseñanzas soy capaz de ver a Dios.

Los niños que viven en la naturaleza son profundamente conscientes del entorno. Todos los días de mi infancia miraba al cielo y veía el sol. Ahora bien, tanto el sol poniente como el sol naciente son de color anaranjado, y, si estás sentado y absorto en tus pensamientos y meditaciones, es posible que veas el sol pegado al horizonte y te preguntes: «¿El día empieza o termina?». No lo sabes, porque el comienzo del día y el final son muy similares.

El sol anaranjado marcaba dos de los momentos que yo consideraba más hermosos del día. Llamamos a la salida del sol Brahma *muhurta*, que significa 'el tiempo de Dios'. A la puesta de sol la denominamos Sandhya *kala* y también es el tiempo de Dios. A lo largo de la jornada, uno sigue su rutina y hace lo que tiene que hacer; pero esos dos momentos, el principio y el final del día, son los más importantes en la vida de un buscador espiritual. Cuando yo era un joven monje, siempre pasaba esos instantes en compañía de mi padre. Luego asistía a mis lecciones y Babaji me enseñaba, trabajaba conmigo, me moldeaba, me esculpía. Él era el sol anaranjado y yo era el sol anaranjado bajo el sol anaranjado.

En esa época de mi existencia, aunque todavía era muy joven (no tendría más de diez años), ya había experimentado una gran purificación, pues, igual que había guiado a Suzie y a Barbara por el *prati prasav*, yo mismo había atravesado varios ciclos. Cuando la mente empieza a purificarse, cada pensamiento es muy poderoso. Recuerdo que uno de mis maestros me contó la famosa historia de Isaac Newton, que estaba sentado debajo de un árbol cuando una manzana le cayó sobre la cabeza. Este sencillo acontecimiento le sugirió la existencia de la gravedad. Bueno, no sé si la historia es cierta o no, pero, si lo es, asombra que algo tan prosaico como una manzana que golpea la cabeza de alguien pueda cambiar el curso de la física. Isaac Newton no fue el único: James Watt se inspiró en una tetera para rediseñar la máquina de vapor. Antes de Newton habían caído muchas manzanas y antes de Watt habían hervido muchas teteras; sin embargo, cada incidente anterior fue como una pequeña ola en un océano caótico, perdida en la multitud. Pero, si el océano está en calma y se eleva una ola, imagina la influencia que podría ejercer, aun siendo una sola.

Lo mismo me pasó a mí: Suzie y Barbara fueron la manzana que cayó sobre mi cabeza. No era algo tan inusual recibir visitas. Los visitantes vienen y las manzanas caen todo el tiempo. Caminas por la calle y te encuentras con gente, y esos encuentros no poseen ningún valor especial. Pero aquel encuentro en particular fue la manzana que lo cambió todo.

Babaji se percató de que yo había cambiado. Y ese día, mientras yo estaba sentado delante de él bajo el sol anaranjado del Brahma *muhurta*, me dijo que meditara sobre la naturaleza del mundo.

—Quiero que medites sobre el hecho de que nacemos para morir y morimos para volver a nacer —me pidió—. El ciclo de nacimiento y muerte en el que está atrapado el individuo es *el samsara*, y ese ciclo se prolongará mientras dure la ignorancia. Como estudiante, debes desprenderte de la ignorancia y meditar sobre la verdad.

Lo miré desconcertado.

—¿A qué tipo de ignorancia te refieres?

Babaji me explicó que hay tres formas de ignorancia.

—En primer lugar, la ignorancia puede ser *moh*, que es la ignorancia del apego. Anhelar un coche bonito o un atuendo elegante para que la gente nos admire es *moh*. Buscar la aprobación de un amigo también es *moh*. El segundo tipo de ignorancia se denomina *bandha*, que significa 'atadura' —continuó—. Por este tipo de ignorancia estamos atados o supeditados a los deseos y a los apegos terrenales. A causa de *bandha* nos sentimos atrapados en un lugar, una situación o una circunstancia. Ese tipo de servidumbre nos impide ser libres.

Y, por último, me habló de *maya*.

—*Maya* es la ilusión creada por las percepciones y las apariencias, que ocultan la verdadera naturaleza del mundo. Superamos *maya* cuando llegamos a reconocer la unidad de todo lo que existe.

Yo no acababa de entenderlo.

—¿Pero el mundo no es sencillamente... el mundo?

—Piénsalo de este modo —continuó mi padre—. La luz incide en un árbol, y tus ojos perciben esa luz. Eso provoca un impulso eléctrico que viaja a tu cerebro y crea una imagen del árbol en tu mente. El árbol que tienes delante es independiente de la imagen del árbol que se genera en tu mente. Por si fuera poco, puedes considerarlo un árbol bonito o un árbol feo, un árbol sano o un árbol enfermo. Lo maravilloso es que al árbol no le afectan tus interpretaciones. El árbol es lo que es, el árbol es la verdad. Y solo tú creas esa interpretación individual de la verdad. Cada persona tiene su propia interpretación única del mundo, que se genera en su mente. Esa versión personal del mundo es *maya.*

Babaji siguió explicando:

—Como estudiante, si te quedas atrapado en este *samsara*, debes liberarte. Y para liberarte, tienes que trascender las ataduras, los apegos y las ilusiones.

Lo miré fijamente mientras asimilaba lo que me decía.

—¿De dónde proceden esos apegos e ilusiones?

—Un niño privado de acceso a la verdad y al conocimiento vive en un mundo de engaño —respondió—. Si no hay luz, reina la oscuridad. Verás, hay tres grandes engaños que un buscador espiritual debe superar —prosiguió Babaji a la vez que levantaba un dedo—. El primero es: «Yo soy este cuerpo». Este engaño genera apego al cuerpo. Soy hombre, soy mujer; soy guapo, soy feo. Puede provocar dolor o alegría, pero ambas emociones son irrelevantes porque el cuerpo cambia constantemente. Una persona que cree ser su cuerpo vivirá siempre en un estado de caos.

Babaji levantó un segundo dedo.

—La segunda ilusión es: «Lo que tengo delante es la única verdad». Lo que veo y lo que observo es la única verdad. Esta ilusión impide a las personas ir en busca del *samadhi*, lo infinito.

—Háblame del *samadhi* —le pedí.

—El *samadhi* significa ser un maestro del tiempo, donde cada segundo vale por un millón de años y un millón de años vale por un segundo —me explicó mi padre—. El tiempo no significa nada, no posee dominio sobre nosotros. Lo único que existe es la paz; y, si puedes alcanzar esa paz, eres uno con la conciencia inmortal. Las fronteras que percibes ya no te limitan, de modo que puedes conseguir cualquier cosa. En el estado de *samadhi*, estás integrado en la conciencia universal.

Babaji levantó el tercer dedo.

—Y la tercera ilusión es: «El objetivo de mi vida es satisfacer mis sentidos». Las sensaciones que percibimos a través de los ojos, los oídos, la nariz, la boca y la piel. Esta ilusión me hace creer que mi propósito no es otro que disfrutar de comida deliciosa, tener cosas bonitas, oír música agradable, percibir buenos olores, notar el tacto y el calor de otra persona. Si voy por ahí atado a esta ilusión, me sumerjo en un ciclo interminable. Para desprendernos de estas ilusiones, debemos meditar sobre la verdad.

Bajó la mano y me miró, esperando la siguiente pregunta.

—¿Cuál es la verdad? —le pregunté.

—La verdad es que tú eres el infinito. Procedes del infinito y volverás al infinito. Visualízate no como parte del universo, sino como el universo mismo. No pienses en la gota separada del océano. Cuando te sientes a meditar, intenta visualizar que la gota es una con el océano. Repite para tus adentros: «Yo soy uno con el universo. Yo soy uno con la luz».

Me pidió que meditara esa frase y que, mientras lo hacía, siguiera pensando en lo que me había dicho. Yo tenía los ojos cerrados, mi rostro reflejaba una paz dichosa y tenía los músculos relajados, pero no podía dejar de darle vueltas a una idea.

Babaji había relacionado la ignorancia con pensar que lo que tienes delante es la única verdad. ¿Acaso estaba siendo ignorante al conformarme con permanecer en el monasterio? ¿Qué pasaba con el mundo que había experimentado al conocer a Suzie y a Barbara? Las había visto cambiar; las había visto superar los apegos, las ataduras, las ilusiones. Y las había visto trascender este *samsara* y avanzar hacia el *sakshatkar*: la realización, la iluminación, la experiencia de lo divino. Ya no vivían limitadas por la creencia de que la juventud y la belleza eran el máximo objetivo. ¿Y si había más Suzies y Barbaras por el mundo? ¿Y si, al igual que Babaji me estaba ayudando a mí y yo había ayudado a esas dos mujeres, hubiera más personas por ahí a las que también pudiera ayudar? ¿Qué otras historias albergaba este mundo?

Sabía que algunos monjes del monasterio estaban convencidos de que el camino hacia la iluminación residía en el aislamiento: separarse de las tentaciones y las distracciones. Otros afirmaban que la iluminación solo se alcanza si nos sometemos a las presiones de este mundo y emergemos despiertos.

Mientras seguía allí sentado, no podía dejar de pensar en ese dilema. La magia de este camino es que no se puede mentir al maestro. Sabía que Babaji me observaba y, como maestro que era, veía a través de mí. Podía percibir cada pensamiento, cada emoción, cada movimiento. Y yo era consciente de que él sabía lo que estaba pensando. Tenía un poco de miedo, porque me estaba pidiendo que despertara. Y yo estaba despertando al mundo.

Temía encontrarlo enfurruñado cuando abriera los ojos después de la meditación, pero mi padre estaba sonriendo.

—¿Por qué sonríes, Babaji? —le pregunté.

—Tu curiosidad me recuerda a la mía cuando era joven —respondió.

—Cuéntame tu historia —le pedí—. ¿Cómo llegaste a este monasterio? ¿Cómo empezó tu viaje?

De repente, su expresión cambió. El gurú se convirtió en el padre. Me atrajo hacia sí y me sentó en su regazo. Apoyando una mano sobre mi cabeza, empezó su relato.

—Nací en el mundo de Suzie y Barbara en una época sumamente caótica. Mi familia procede de un antiguo linaje que había acumulado riqueza, cultura y sabiduría a lo largo de los años. Mis padres eran muy ricos y respetados y estaban satisfechos con sus vidas. Pero era una etapa convulsa. La India es un gran país y ocupaba un vasto territorio. El país fue ocupado y los colonos apenas conocían ni comprendían estas tierras, sus culturas y sus gentes. En 1947 trazaron una línea y dividieron la India en dos naciones: la India, de mayoría hindú, y Pakistán, de mayoría musulmana. De repente, a las personas que habían vivido en este gran territorio, y cuyos antepasados también habían vivido allí, se les dijo que el lugar donde estaban sus hogares ya no era su país y que debían exiliarse. Fue una de las mayores migraciones masivas de la historia de la humanidad y estuvo acompañada de una violencia sin precedentes. Catorce millones de refugiados se desplazaron de una nación a otra, convencidos de que algún día volverían, y por eso no se llevaron nada de valor.

»Mis padres, como tantos otros, tuvieron que huir al Dominio de la India dejando atrás todas sus posesiones. La familia sufrió gran pesadumbre, miseria, caos, muerte y destrucción al llegar a su nuevo hogar, la nación que se había creado. Habían perdido todo lo que tenían, toda la herencia acumulada durante generaciones. Hasta entonces, habían disfrutado de una riqueza inmensa: tenían sirvientes, dinero y toda clase de lujos. Y ahora se habían convertido en unos indigentes que no poseían nada en absoluto. Mi padre no pudo recuperarse del horror de la pérdida. Falleció pocos años después de la partición y dejó a mi madre sola con ocho hijos».

Mientras intentaba transmitirme lo que había vivido, mi padre me miró y sonrió con tristeza. Pensé que quizá fuera tan buen padre porque había perdido al suyo siendo un niño pequeño, de solo cinco o seis años. Trataba de explicarme lo que supone para un hijo quedarse sin padre: cómo cambia el mundo de la noche a la mañana, cómo se pierde la inocencia. Pero los ciclos del *samsara* continúan y las personas que han sobrevivido deben seguir adelante y avanzar. No hay más remedio.

Yo lo escuchaba con atención. Nunca se me había pasado por la cabeza que mi padre hubiera experimentado emociones tan tremendas, porque a mis ojos era un ser perfecto, divino, elegante, digno, poderoso. Su rostro emanaba calma incluso mientras me explicaba esos terribles acontecimientos. Era yo el que abría los ojos de par en par al pensar en lo que uno debía de sentir ante una pérdida como esa. En lo extraño que era que nunca habláramos de la muerte, cuando nos iba a afectar a todos antes o después.

Mi padre continuó.

—La vida fue muy dura tras la muerte de mi padre. Aprendimos lo que era pasar hambre. A pesar de todo, como era solo un niño, la pobreza me parecía algo normal. No nací en la opulencia: nací en la miseria que nos rodeaba. Nunca había conocido el lujo ni poseído riquezas. Por eso nuestra existencia no me parecía dura en absoluto. En aquel hogar ensombrecido por el dolor, yo era la persona más feliz de todas. A medida que crecía, no entendía por qué todos los demás estaban tan abatidos. Sacaba el máximo partido de lo que tenía, aunque fuera poco.

»A pesar de todo, conforme fui desarrollando el entendimiento, me di cuenta de que el mundo estaba dividido entre los que tenían y los que no tenían, y que yo pertenecía al grupo menos afortunado. Una vez le pregunté a mi madre: "¿Por qué yo no tengo juguetes como los demás niños? ¿Cómo es que hay niños en la escuela que no están siempre hambrientos?". "Se debe a que ellos tienen un padre y tú no", me respondió.

»Entonces me di cuenta de que la vida no es igual para todos. Mi único consuelo era mi hermano mayor. Lo quería mucho y él me cuidaba lo mejor que podía. Cuando murió nuestro padre, mi hermano asumió el papel de patriarca, proporcionando estabilidad y trabajando para mantener a nuestra familia en la medida de sus posibilidades. Pero, entonces, cuando yo tenía ocho años, mi hermano se puso muy enfermo. Los recursos de los médicos de la India en aquella época eran muy limitados. Le dijeron a mi madre: "No podemos ayudar al niño; va a morir. Llévatelo a casa, pasa todo el tiempo que puedas con él y prepárate para su muerte". Mi madre, que había perdido a su marido unos años antes, se preparó para perder a su hijo».

Mientras contemplaba el rostro de mi padre, imaginé cómo sería estar en casa con un ser querido esperando su muerte. ¿Qué sentía uno al enfrentarse con una realidad como esa? ¿Aceptaba el destino? ¿O sentía el impulso de desafiarlo? Y, si quisiera combatirlo, ¿cómo lo haría? ¿Qué medios, recursos o conocimientos tenemos para desafiar a nuestro destino?

Fue como si mi padre me hubiera leído el pensamiento.

—Cuando mi hermano enfermó, me di cuenta de la irrevocabilidad de la muerte, de su permanencia. Yo solo era un niño y no tenía nada más que la oración en mi arsenal para luchar contra la desesperación.

Mi padre volvió a sonreír mientras me miraba.

—Cada día miraba al cielo y veía el sol anaranjado. Y le gritaba al sol: «Si hay alguien escuchando, ayúdame. Salva a mi hermano». Una y otra vez gritaba: «Por favor, muéstrame el camino». Rezaba con todo el fervor del que es capaz un niño de ocho años. Una desesperación como esa solo puede surgir del amor. Es la desesperación de una madre cuyo bebé está enfermo y que haría cualquier cosa por salvarlo, o de un padre cuyos hijos tienen hambre y que estaría dispuesto a cualquier transacción con tal de alimentarlos. Yo estaba dispuesto a hacer cualquier cosa para salvar a mi hermano, pero no sabía hacia dónde mirar.

»Entonces, un día mis desesperadas plegarias fueron atendidas. En ese instante, en mi momento de mayor fragilidad, alguien llamó a la puerta. Había un anciano en el umbral. Era muy viejo, pero irradiaba poder. Verás, en aquella región, en aquella época, los monjes iban de puerta en puerta pidiendo alimento. Y este monje vino a nuestra casa y dijo: "Tengo hambre". En casa seguíamos una tradición que se remontaba a la época en la que nuestra familia vivía en la abundancia. Debíamos respetar a todos los hombres santos y alimentar a todos los hambrientos. Mi madre rebuscó por la cocina y le dio algo de lo poco que teníamos. Salió y le entregó al monje un paquetito de comida. El monje miró a mi madre, cuyo rostro transpiraba tristeza y desgracia. "Amah, ¿por qué estás triste? ¿Por qué lloras?", le preguntó. Mi madre respondió: "Tengo un hijo enfermo en casa y los médicos dicen que va a morir". El hombre sonrió y dijo: "Me has ofrecido alimento, así que intentaré ayudarte. Llévame a ver al niño".

»Mi madre llevó al mendigo, al hombre santo, a la habitación en la que yacía mi hermano enfermo y moribundo. Y el santo pidió: "¿Me puede dejar un rato a solas con el niño?". Ella salió de la habitación, pero yo me quedé dentro. Nadie volvió la vista hacia el rincón donde yo estaba sentado, observando en silencio, tan invisible como una mosca en la pared. Insignificante, sin saber que ese suceso iba a cambiar mi vida para siempre.

»En esos momentos vi cómo el monje se transformaba. Proyectaba un resplandor tan intenso que todas las formas parecían fundirse en derredor, igual que una llama derrite la cera de una vela. Por más que entrecerrara los ojos para protegerme de la luz, el resplandor me impedía mirar directamente. Iluminadas por ese fulgor, las formas comenzaron a desvanecerse y luego todos los objetos de la habitación se transformaron en luz: la mesa, la silla, el ventilador, el techo..., hasta que solo el monje y mi hermano flotaban en el resplandor. De repente, la luz empezó a brillar todavía más y el monje también se convirtió en pura refulgencia. Ya solo quedaba mi hermano envuelto en el fulgor. Poco a poco, vi que mi hermano también se desvanecía en la luz cegadora. Entonces, entre la luz, se dibujó una forma. Y esa forma era mi hermano una vez más, pero estaba distinto. Y luego la forma del monje también regresó. La habitación, la silla, la mesa y el ventilador volvieron a dibujarse, y la luz se retiró al corazón del monje.

»Al instante, mi hermano se despertó como si saliera de un sueño profundo. "Tengo hambre —dijo—. ¿Dónde está mi madre?".

»El monje llamó al resto de la familia. Todos estaban emocionados, eufóricos, y daban saltos de alegría al ver sano y robusto a ese niño que unos minutos antes temblaba presa de una fiebre mortal. Mi madre se limitó a aceptar el milagro sin preguntar, ya que la vida la había lastimado demasiado como para cuestionarse ahora cualquier gracia que se le concediese.

»Mientras mi familia se regocijaba, yo, aunque solo era un niño, supe que acababa de presenciar algo de inmensa trascendencia. Dejando a los demás reunidos alrededor de mi hermano, corrí hacia el monje que se disponía a marcharse y le pregunté su nombre. "Me llamo Swami Jagannath", respondió, un nombre que literalmente significa 'maestro del universo'. "Soy el último miembro vivo del antiguo linaje de los Shiv Yog".

»Le dije: "Si tú eres el maestro del universo, entonces también eres mi maestro. Te lo ruego, enséñame. Enséñame la verdad. Enséñame esa libertad. Enséñame a hacer lo que has hecho. Muéstrame los caminos de la luz. Había un dolor y un miedo infinitos dentro de mí y entonces te he visto. Y, al instante, el dolor y el miedo han desaparecido. Acéptame como discípulo para que pueda aprender a hacer lo que tú haces".

»Hasta entonces me había sentido impotente, incapaz de ayudar a las personas que amaba. Pero en ese monje había visto poder. Y aún más importante: era consciente de que, si accedía a ese poder, nunca más volvería a sentirme desesperado y asustado.

»Si un niño se acerca a un piloto y le dice: "Quiero aprender a volar", cabe imaginar que el piloto querrá enseñarle. Es natural responder a ese deseo. Pero hay algo más en esos grandes yoguis, en esos maestros iluminados, en esos seres liberados. El proverbio dice que una persona liberada es aquella que posee la capacidad de gobernar la energía. Una persona liberada es una fuente de sabiduría, no solo en cuestiones espirituales, sino también con relación a cómo vivir la vida. Y una persona liberada es alguien capaz de conectar con los sentimientos y las emociones de los demás. Puede asomarse a tus ojos, ver el interior de tu alma. Lo que no sabía entonces era que, gracias a mi curiosidad y entusiasmo, había superado una gran prueba. Jagannath advirtió que, a pesar de mi corta edad, estaba preparado por la fe, cincelado por los infortunios que la vida había puesto en mi camino. Jagannath sabía que cumpliría las instrucciones, escalaría las montañas y sería el mejor de los Shiv Yog.

»Así que Jagannath me miró y vio la curiosidad y la ambición en mi interior. "Te llevaré conmigo y te enseñaré", accedió.

»Se reunió con mi madre y le preguntó si me podía tomar bajo su protección. Y mi madre, seguramente abrumada por todas las bocas que tenía que alimentar, asintió. "Claro. Te cedo la responsabilidad de este niño; te nombro su tutor. Llévatelo, enséñale. Que se haga tu voluntad". Y así comenzó mi viaje».

Me quedé allí sentado, asombrado. Pensaba que mi padre había nacido monje. Pensaba que simplemente se había manifestado en el centro del universo tal y como era, igual que la uva aparece en la vid o el mango en el árbol. Jamás se me había ocurrido que todos los monjes tenían que efectuar un viaje para llegar a ser hombres sabios. Como yo había nacido en el monasterio, ese era el único mundo que conocía. Pero mi padre procedía de otra parte, del mundo de Suzie y Barbara. Jagannath, aquel gran monje, le había sostenido la mano y le había ofrecido misericordia y compasión. Este único acontecimiento cambió a mi padre para siempre. Pero no solo a él; también definió mi vida. Aquel día el destino quiso que Jagannath conociera a mi padre. Jagannath era el sol anaranjado del ocaso. Y mi padre era el sol anaranjado del alba, un nuevo camino que se estaba creando.

Después de escuchar la historia de Babaji y oír hablar de la misericordia que Jagannath le había concedido, tomé una decisión. Si Jagannath pudo salir al mundo (un mundo que yo había vislumbrado en mis conversaciones con Suzie y Barbara) y conocer a mi padre, entonces quizá yo también podría salir. Tal vez mi apego al monasterio fuera la esclavitud que debía superar.

Pero, entonces, me pregunté: «¿No será esto una ilusión creada por mí?». Mientras escuchaba a mi padre, dos pensamientos muy poderosos habían asomado a mi mente. El primero: «Estoy en casa, estoy satisfecho». Y el segundo: «Sé como Jagannath, sé el amo del mundo, sal de aquí». Y no sabía cuál de las dos ideas perseguir.

En aquel momento, siendo un niño como era, me preguntaba: «¿Qué sol anaranjado soy yo? ¿El sol anaranjado que se oculta en un lugar meditativo de realización? ¿O el sol anaranjado que sale para cumplir una misión?». Y estando allí sentado, desconcertado por los caminos que se abrían ante mí, un cuervo voló sobre mi cabeza. Al levantar la vista, vi que llevaba un pez en el pico y que tres o cuatro cuervos lo perseguían raudos como flechas para robarle la presa. La vida del cuervo corría peligro, pero él seguía volando, decidido a no soltar el pez. Quise gritarle: «¡Suéltalo!». Pero pensé: «Puede que los seres humanos seamos como ese cuervo. Es posible que nos aferremos a algo que nos parece muy valioso, cerrando los ojos al peligro que entraña ese apego, limitados por nuestras propias barreras». De repente, tuve la sensación de que la ilusión, el apego y la esclavitud estaban por todas partes. Si pudiéramos desprendernos de nuestro pensamiento consciente y entrar en el espacio que se abre entre los pensamientos, seríamos capaces de despojarnos de nuestras ignorancias y delirios y encontrar la libertad.

SAMADHI
EJERCICIO DE MEDITACIÓN

Cierra los ojos y desplaza la conciencia con delicadeza de la cabeza al corazón, y luego al ombligo, a las rodillas y a los dedos de los pies.

Lentamente, devuelve la conciencia de los pies a la coronilla. Repite tres veces el proceso.

CAPÍTULO 4

Conectar con el ser inmortal

अभिलाषाद् बहिर्गतिः संवाहयस्य

Por el deseo que le inspiran los objetos externos,
un individuo pasa de una vida a otra.

En un rincón apartado del monasterio que poca gente frecuentaba, unos compañeros y yo encontramos un anciano y majestuoso árbol de mangos. Estábamos encantados, porque sabíamos que una vez al año nos daría frutos deliciosos, jugosos y enormes.

Los mangos, cuando aparecen, son verdes y ácidos. Luego adquieren un color amarillento, pero todavía no están listos para el consumo. El verano, cuando se vuelven de color amarillo rojizo, es el momento perfecto para saborearlos. Incluso el niño más glotón aprende a esperar ese último día antes de que alcancen la perfección.

Todos los días de verano, los niños íbamos a comprobar si los mangos ya estaban maduros. Era irresistible: un secreto medio prohibido que implicaba deliciosos y dulces manjares. De pie bajo el mango, especulábamos sobre los venerables monjes del monasterio que podrían haber visitado ese mismo árbol a lo largo de los años.

—¿Creéis que Baba Gorakhnath estuvo aquí? —preguntaba un niño.

—Puede que sí, o Jagannath —respondía otro.

—¡O a lo mejor Shivanand! —susurraba un tercero con reverencia.

Nos dejaba asombrados pensar que nuestros santos también habían sido niños traviesos como nosotros que venían a comer los mangos de ese árbol centenario.

Mientras esperábamos nuestro propio festín, soltábamos risitas de emoción. No sería un banquete al estilo occidental, en el que comes lo que te apetece y guardas el resto en la nevera. No, el nuestro era un banquete de monasterio. No podíamos regresar con restos que delatasen que nos habíamos dedicado a zampar mangos en el tiempo libre. Tenía que ser un único atracón, una comilona que empieza y termina.

Me encantaban los mangos por sí mismos, claro, pero también me intrigaba la noción de las estaciones. Meditaba la idea de que siempre hay un momento para todo y, por más que uno desee mangos durante todo el año, por más que rece para que los frutos maduren, estos aparecen a su tiempo. Había adquirido la sabiduría suficiente como para saber que, aunque viera un mango colgando del árbol, había un momento para recogerlo y un momento para devorarlo.

Por ejemplo, sabía que, si me acercaba al árbol antes de la temporada de los mangos, no encontraría frutos. Y si veía uno y lo comía antes de que hubiera madurado, estaría ácido. Así que tenía que respetar sus tiempos, ser consciente del momento y esperar el instante adecuado. Me acercaba al árbol y confiaba en que, si aguardaba con paciencia, llegaría el momento de disfrutar de sus frutos.

Lo cierto es que no me importaba demasiado cómo había llegado el árbol allí, ni cuántos años tenía ni quién lo había plantado. Me bastaba con saber que cada año, durante los meses de verano, ese árbol se convertiría en algo importante para mí.

Un joven monje como yo concebía el tiempo de una manera muy peculiar. En el monasterio había varios edificios que visitábamos con regularidad. Uno era el salón Annapoorneshwari, en honor del dios del alimento, donde comíamos. No pensabas en esa sala hasta que llegaban las horas de las comidas, cuando sabías que allí podías llenar tu plato. Había otro salón destinado a meditar: siempre estaba en el mismo sitio, pero solo a ciertas horas recibíamos allí nuestra formación. También teníamos un templo para la oración, al que solo acudíamos a las horas adecuadas para rezar.

Los niños éramos muy conscientes del paso del tiempo. Calculábamos la hora por la posición del sol, así que mirábamos al cielo varias veces al día. Escuchábamos el canto de los pájaros con atención y sabíamos qué trinos señalaban que el alba estaba al caer y qué aves entonaban la dulce nana de la noche. Incluso observábamos la frenética actividad de las hormigas para intuir el cambio de las estaciones y cuándo podíamos esperar las lluvias.

A veces, mientras caminaba por el hermoso complejo del monasterio, miraba a mi alrededor y me preguntaba: «¿De dónde habrá salido todo esto?». Porque, igual que las estaciones afectaban a los mangos, que solo se podían disfrutar una vez al año, entendía que cada cosa tiene su momento. Hay flores que nacen y mueren en una semana. Hay pájaros que tienen una esperanza de vida de unos pocos años y hay insectos que viven solo un día. Me preguntaba: «¿Qué esperanza de vida tendrá este monasterio?», pues sabía que llevaba muchísimos siglos en pie.

Mientras daba vueltas a estas preguntas, llegué al centro del complejo, donde se alzaba el templo de oración. Ese edificio se consideraba la parte más antigua del monasterio y su corazón, igual que el sol constituye el centro del sistema solar. Dentro del templo había tres estructuras cilíndricas de gran importancia espiritual, llamadas *shivling*. La palabra procede de dos palabras sánscritas: *Shiva*, que se refiere al dios, y *linga*, que significa 'marca' o 'signo'. Los *shivling* poseen un sentido sumamente sagrado en mi tradición. Nos hablan de los principios de la creación y la destrucción, representan la conciencia universal a través de una forma física y simbolizan la energía divina y el poder creativo del dios Shiva.

Todos los dioses son seres complejos, difíciles de descifrar para nuestras mentes mortales, pero de Shiva en particular se dice que tiene muchas caras. Es el destructor, el asesino de demonios, pero también el esposo y el padre. Por si fuera poco, se le considera el señor supremo que crea, protege y transforma el universo. Así pues, los *shivling* representan esos distintos aspectos del dios Shiva. Cuando rezamos ante estos objetos, se nos anima a mirar más allá de las formas externas y a conectar con la esencia divina que llevamos dentro.

Cada una de las tres estructuras cilíndricas estaba fabricada con una piedra preciosa distinta o un metal diferente. La primera era el *parad shivling*, hecha de mercurio, que está considerado un metal sagrado, asociado con la curación y la transformación espiritual y que se purifica a través de muchos procesos alquímicos. Este *shivling* representa la creación. Las cosas son hermosas al nacer y algo nuevo cobra existencia por obra y gracia del universo. El segundo era el *narmadeshwar shivling*, una piedra de forma característica que se encuentra en las orillas del río Narmada y que luego se recubre de plata. Significa 'el mantenimiento', un término con el que nosotros nos referíamos al periodo entre el nacimiento y la muerte. Todo lo que nace tiene una vida, y el *narmadeshwar* simboliza esa existencia. Y el último era el *sphatik shivling*, elaborado a partir de una única pieza de cristal de cuarzo y que simboliza la muerte. Juntos representan el nacimiento, la vida y la muerte. Mi padre me había explicado que los monjes deben dominar los tres *shivling*: la creación, el mantenimiento y la expiración.

Mientras meditábamos en el templo, mi padre me enseñó que existe un cuarto *shivling*. Este no es visible a los ojos, porque se trata de un *jyotirlinga*: un *shivling* de luz.

—Ese es el *shivling* que todo yogui debe dominar —me dijo—, porque simboliza la evolución que se produce después de la muerte. La aceptación, la paz y el comienzo de un nuevo ciclo. Si no dominamos el cuarto *shivling*, no aceptamos la destrucción, sino que la negamos. Anhelamos que las cosas vuelvan a ser como antes: queremos detener el flujo del tiempo en lugar de dominarlo. Las personas que niegan la destrucción se transforman en seres tristes: se quedan estancados, soñando con una vida que nunca volverá.

Son conceptos muy abstractos para la mente de un niño, así que Babaji me contó la historia con la que comienza el Bhagavad Gita, la gran escritura hindú.

Arjuna, un príncipe que ha soportado años de exilio, alberga el deseo de castigar a aquellos que se han portado mal con su familia. Durante todos esos años de apartamiento, se ha entrenado para poder derrotar a sus enemigos cuando llegue la batalla y así hacer justicia para él y su familia. Por fin, los ejércitos se enfrentan en el campo de batalla de Kurukshetra. Los dos bandos están emparentados y, cuando Arjuna se encuentra cara a cara con sus amigos y camaradas, la duda y la confusión lo abruman. Su determinación flaquea y se le aflojan las piernas. Tiembla de ansiedad y el arco le resbala entre las manos.

Por suerte, el propio Vishnu conduce el carro en el que viaja Arjuna. Junto con Shiva y Brahma, Vishnu es uno de los tres grandes dioses. Ahora aparece encarnado en Krishna. En ese momento de crisis, Arjuna le confiesa a Vishnu-Krishna lo que está sintiendo.

—No estoy preparado para esto. No puedo apuntar con mi flecha a mis maestros, a mis tíos, a mis primos. ¿Qué sentido tiene esta destrucción?

Arjuna está dividido. Por un lado, sabe que el conflicto está justificado; por otro, solo siente deseos de huir y evitar el sufrimiento que se avecina.

Así comienza la instrucción de Krishna en el Bhagavad Gita, destinada a iluminar a Arjuna para que comprenda la naturaleza transitoria de esta vida. Krishna le explica a Arjuna que, una vez que comprenda la fugacidad del cuerpo, aprenderá a conectarse con el alma eterna, el ser eterno: el cuarto *shivling*. Solo entonces podrá cumplir con su deber *(dharma)* sin apego, en lugar de actuar por deseos egoístas *(karma)*, pues cada acción provoca una reacción igual y opuesta. Si actuamos movidos por los vicios, la lujuria, la ira y las emociones no resueltas, perpetuaremos el sufrimiento y la servidumbre, algo que aumentará nuestra desdicha. Sin embargo, en el instante en que conocemos la verdadera naturaleza del yo, cualquier acción que llevemos a cabo será *dharma* (acciones arraigadas en la verdad y el deber), que contribuye al flujo de la vida misma y conduce a la liberación espiritual.

A través de la sabiduría de Krishna, Arjuna decide aceptar su papel en la defensa del *dharma*, a pesar de la angustia que ello conlleva.

Hasta hoy, los eruditos y los filósofos se preguntan por qué un dios de dioses como Krishna, dotado de tanta sabiduría y poder, no se limitó a impedir la guerra. Algunos argumentan que la guerra era necesaria para transitar de la era de la realeza divina a una época de igualdad humana y libre albedrío. Este cambio, aunque turbulento, marcó el comienzo de esta nueva etapa, en la cual los individuos somos responsables de las acciones y de las decisiones que marcarán el curso del mundo.

Todos los padres cuentan a sus hijos la historia de Arjuna, tal como Babaji me la estaba contando a mí.

—Arjuna sabía lo que tenía que hacer, pero quería escapar —me dijo—. Krishna le mostró que ni siquiera él podía huir para siempre de lo inevitable. Había llegado el momento de dejar de huir y rendirse a su deber.

Todos nos enfrentamos a ese mismo dilema, me explicó mi padre. Todos debemos desprendernos de nuestros deseos antes o después: solo es cuestión de tiempo. Cualquier día de estos tendremos que rendirnos a lo ineludible, ya sea la vejez, la demencia o la muerte. Podemos optar por soltar hoy nuestros apegos, pero eso solo será posible si conectamos con el pájaro de la rama más alta, nuestro yo inmortal.

Sin embargo, sentado ante mi padre en el templo de oración, fruncí el ceño con desconcierto.

—Pero ¿acaso yo no soy mi cuerpo? Sé que mi cuerpo es real. ¡Puedo sentirlo! En cambio, no puedo sentir el alma.

Babaji asintió.

—Había un hombre llamado Kakhbushundi que pensaba exactamente lo mismo —respondió.

Y me contó la siguiente historia.

Cuando Kakhbushundi era discípulo del gran sabio Agastya, le repetía la misma pregunta a su maestro una y otra vez. No podía entender que él fuera un ser eterno y no el cuerpo que habitaba. Agastya le respondía lo mismo en todas las ocasiones. Finalmente, cuando Kakhbushundi repitió la pregunta por enésima vez, Agastya perdió la paciencia y lo convirtió en cuervo.

El cuervo solo dice una palabra: «¡Kya!». En hindi, *kya* significa 'qué'. Así que el cuervo nunca para de repetir: «¿Qué? ¿Qué? ¿Qué?».

Al maestro le pareció muy apropiado condenar a Kakhbushundi, que preguntaba y preguntaba sin cesar, a repetir «qué» durante toda la eternidad.

Sin embargo, cuando Kakhbushundi se transformó en un cuervo, se iluminó. Hasta ese momento, se identificaba tanto con su presencia física que no podía imaginar nada más. Ahora habitaba el cuerpo de un cuervo, pero todavía conservaba su conciencia. De repente, había comprendido la verdad: «¡Por supuesto que soy el alma! Porque, si yo fuera mi cuerpo, ¿cómo podría ser un cuervo?».

Aunque estaba condenado a vivir como un cuervo, la maldición ayudó a Kakhbushundi a liberarse de las limitaciones del plano físico y conectarse con su yo inmortal.

Con la mente inundada de nuevas ideas, dejé a mi padre para dedicarme a mis tareas diarias. Mientras trabajaba, reflexionaba sobre el ciclo del nacimiento, el mantenimiento y la muerte representado por los *shivling* del monasterio. Este ciclo no era una noción abstracta para nosotros, los monjes. Nuestra labor consistía en mantener las instalaciones e, igual que cada parte del cuerpo humano tiene una función, los monjes tenían la suya. Algunos eran los glóbulos rojos del monasterio, que se encargaban de repartir los nutrientes. Otros monjes eran el cerebro, que nos instruían y nos orientaban. Otro grupo estaba a cargo de la limpieza, como hace el hígado. Incluso había algunos a los que se les había asignado la tarea del intestino y tenían que limpiar el estiércol de las vacas. Los monjes jóvenes éramos las células nerviosas: íbamos de acá para allá con información, recursos y suministros, para que todas las partes pudieran trabajar en armonía.

Fueran cuales fuesen nuestras funciones individuales, todos sabíamos que una de las grandes misiones que teníamos era asegurarnos de que ese espacio que habían creado los antiguos maestros permaneciera fuerte y firme. Si conservábamos ese legado eterno, las generaciones presentes y futuras podrían inspirarse.

Cuentan que Adinath, el primer gurú, meditó en ese mismo lugar hace miles de años. Y delante de los tres *shivling* dominó el cuarto, el *jyotirlinga*, que representa la evolución después de la muerte. Mientras Adinath meditaba, su conocimiento, su sabiduría y su entendimiento del universo y de las fuerzas que lo gobiernan aumentaron hasta extremos asombrosos y muchos devotos acudieron a él.

Se difundió la leyenda de que en las montañas Aravalli vivía un sabio que poseía un conocimiento capaz de disipar cualquier oscuridad. Muchos santos se acercaban para recibir este conocimiento, y ellos también meditaron y dominaron los tres *shivling* visibles, así como el *jyotirlinga.*

A medida que cada uno de estos santos alcanzaba la iluminación, añadían nuevos aspectos al monasterio. Por ejemplo, me dijeron que la sala donde nos reuníamos todos para comer fue construida al menos cinco generaciones atrás por uno de los grandes monjes, llamado Bade Baba. Y, en el lugar donde meditábamos, Baba Gorakhnath había colocado la piedra de fundación hacía casi ocho generaciones. Cada vez que llegaba otra generación, los monjes mantenían las formas antiguas que ya existían y añadían algún matiz, algún adorno, un detalle que prestaba nueva vida al lugar.

Adinath y sus seguidores fueron los Krishna de los Arjuna posteriores e, igual que el dios al guerrero, aportaban iluminación a los monjes. En la India, decimos *Jyot se jyot jalao* («Que tu lámpara ilumine mi lámpara»). Con esto queremos decir que aquel que ha visto la verdad y conoce su verdadero yo, el yo eterno, puede guiar a las personas que están atrapadas en la desdicha. Solo el que ha salido de las arenas movedizas puede ayudar al que se está hundiendo. Ese es el legado inmortal de los seres divinos o santos, que continúa desde Adinath: son la luz que ilumina a los que siguen atrapados en la oscuridad, igual que hizo Krishna con Arjuna.

Este legado eterno (que llamamos *sanatana parampara*) es como una fuente sin fin, un arroyo que siempre fluye. Si alguien tiene sed, acude al arroyo a beber. Dicen que el desierto del Sáhara fue un océano en algún momento del pasado, pero ya no lo es. Así pues, ¿cómo podría proporcionarnos agua? Adinath se aseguró de que el manantial nunca se secara, un legado inmortal que sigue fluyendo. De ese modo, si alguna vez hay un Arjuna que esté dudando o desesperado, podrá ir a ese arroyo a saciar su sed.

Igual que el Señor Shiva tiene muchas caras, también las

tiene la inmortalidad. Una de ellas es la transmisión de la sabiduría de generación en generación para que el arroyo nunca se agote. Todos podemos participar de este tipo de inmortalidad.

Mientras reflexionaba sobre los hilos que entrelazan la permanencia y el cambio, entré en la sala de meditación. Siempre me impresionaba estar allí, porque hacía ostensible el linaje de los grandes monjes, los grandes inmortales. Algunos estaban representados con pinturas; otros, con estatuas. Los más antiguos solo eran nombres grabados en la piedra. Me encantaba fantasear acerca de estos últimos. ¿Cuánta fuerza poseían? ¿En qué postura se sentaban a meditar?

Me causaba una gran emoción pensar que esos seres tan poderosos habían caminado alguna vez por esta misma sala. Se habían plantado bajo estos mismos arcos de piedra. Habían meditado sentados en el mismo rincón en el que yo me había sentado hoy, quizá pensando asimismo en los grandes monjes que los habían precedido. Algún día yo también dominaría el *jyotirlinga* y alcanzaría la liberación espiritual dejando atrás el ciclo del nacimiento, la vida y la muerte. Yo tampoco temería a la destrucción, porque sabría que soy algo más que este cuerpo físico que me limita.

SAMADHI
EJERCICIO DE MEDITACIÓN

Siéntate en una postura cómoda y cierra los ojos.

Relaja el cuerpo y observa tus pensamientos en silencio.

CAPÍTULO 5

De la destrucción brota una semilla

जातस्य हि ध्रुवो मृत्युर् ध्रुवं जन्म मृतस्य च
तस्माद अपरिहर्ये ऽर्थे न त्वां शोचितुम् अर्हसि

Para el que ha nacido, la muerte es segura;
y para el que ha muerto, el nacimiento es seguro.
Así pues, no lamentes lo inevitable.

Cierto día, estando todos los monjes reunidos en la sala de meditación, entró mi padre vestido de blanco. Se dirigió a nosotros:

—Hoy vamos a hacer una meditación especial —anunció.

Babaji me miró directamente, sonrió y añadió:

—Vamos a meditar el *antim yatra*, que significa 'el viaje final'.

De algún modo prodigioso había captado los pensamientos que inundaban mi mente: ideas sobre el ciclo del nacimiento, la vida y la muerte, y cómo podemos alcanzar la liberación espiritual dominando el flujo del tiempo.

En ese momento entendí por qué mi padre vestía de blanco. Verás, en mi cultura el blanco es el color que se relaciona con la muerte. Despojamos a los difuntos de las prendas de colores y los vestimos de blanco. Las personas que están de luto también usan ropajes blancos.

Comenzó la meditación. Mi padre nos pidió que cerráramos los ojos y todos obedecimos. Respiramos profundamente varias veces.

—Llevad vuestra conciencia a ese instante en el que habréis dejado la vida atrás —dijo mi padre—. Delante de vosotros hay una puerta. No sabéis qué os espera al otro lado. Lo único que sabéis es que todos llegaréis a esa puerta, antes o después. Ese umbral es la muerte.

»Inspirad profundamente y cruzad la puerta con la espiración. Mientras atravesáis el umbral de la muerte, sentid los latidos del corazón, notad el cuerpo. Inspirad profundamente de nuevo y espirad. Ahora os dais cuenta de que no podéis seguir respirando. Poco a poco, vuestras extremidades empiezan a entumecerse. Las manos, los dedos, los pies, los dedos de los pies. El ritmo cardíaco va disminuyendo poco a poco, el corazón deja de bombear sangre. El cerebro entra en estado de conmoción al tratar de comprender lo que está sucediendo. Y, a medida que el oxígeno disminuye en la sangre, os derrumbáis en el suelo, incapaces de hablar, incapaces de comprender. ¿Cuáles serían vuestros últimos pensamientos antes de morir?

Mi padre mantuvo un largo silencio.

—Respirad profundamente, exhalad y avanzad al momento en que el cuerpo está frente a vosotros como un trozo de tela descartado. Observáis ese cuerpo que tanto habéis cuidado, que os ha inspirado tanto orgullo. El pelo, los ojos, la nariz, los labios. ¿Qué aspecto tiene privado de vida? Antes incluso de que empecéis a comprender lo que está pasando, las personas que os quieren intentarán reanimaros. Gritarán, llorarán, pero al final aceptarán vuestra defunción.

»Inspirad profundamente, espirad y llevad la conciencia al momento en el que vuestros seres queridos han asumido que ya no estáis. Aceptarán vuestra muerte antes incluso antes de que vosotros tengáis oportunidad de aceptarla. Sentirán dolor, pero se habrán resignado. Y, sumidos en la pena, prepararán vuestro cuerpo. ¿Cuál será la última prenda de ropa que os pondrán?

»Respirad hondo, espirad y mirad cómo vuestros seres queridos se llevan el cuerpo. Nadie quiere un cadáver que empieza a descomponerse en su casa. Se traslada al crematorio. Concentrad la atención en el momento en el que el cuerpo, vestido de blanco, se deposita sobre una pira preparada para la incineración. Será la última vez que veáis ese cuerpo. La última vez que ese cuerpo exista en este planeta bajo el cielo azul. Como todo en el mundo (el mango en el árbol, la flor, la abeja), también el tiempo de ese cuerpo se acabará algún día.

»Inspirad hondo y, mientras espiráis, mirad a la persona que prende fuego a la pira. Observad el cuerpo ardiendo».

Mientras mi padre pronunciaba esas palabras, pude oír los profundos suspiros de algunos de los monjes mayores. Los oía llorar.

También a mí se me saltaban las lágrimas. No tenía muchas posesiones. Pero mis pensamientos volaban una y otra vez al perro de Babaji, Tufan. ¿Qué le pasaría cuando mi cuerpo estuviera ardiendo en el fuego? Porque, de todos los monjes del monasterio, yo era el único que se preocupaba tanto por Tufan. Yo le daba de comer. Me aseguraba de que tuviera una manta durante las frías noches del desierto. Le daba agua durante los calurosos días de verano. Me preguntaba quién cuidaría de Tufan, quién completaría mis tareas cuando yo estuviera en la pira de cremación.

Mientras visualizaba mi cuerpo ardiendo, mi padre dijo:

—Inspirad profundamente y espirad hasta que el fuego se apague y solo queden brasas. Ahora sois polvo. El cuerpo ha desaparecido. Y luego las brasas se apagan, e incluso las personas que os aman se despiden y se marchan. Es la última vez que las veréis.

Y añadió:

—Meditad en el instante en que ya no tengáis familia ni seres queridos, objetivos, cuerpo, nada que hacer. Solo sois polvo bajo el sol. ¿Qué pasa ahora? ¿Qué hacéis?

Pensar todo eso fue muy doloroso. ¿Qué hago ahora que soy polvo? No tengo nada, ni manos con las que terminar mis tareas ni pies con los que caminar hacia el templo o la sala de meditación ni oídos con los que escuchar las instrucciones.

¿Qué hago ahora que soy polvo? Por primera vez no tengo a nadie que me diga qué hacer, ninguna meta que alcanzar. ¿Qué hacemos cuando nos despojan de nuestro trabajo, de nuestros amigos, de nuestras familias, de nuestras posesiones..., de todas las cosas que ocupan nuestros días?

En aquel momento, mientras todos los monjes meditaban esas cosas, mi padre dijo:

—Inspirad profundamente, espirad y moved los dedos con lentitud. Frotad las palmas de las manos, tocaos la cara y abrid los ojos.

Miré a un lado y a otro. El rostro de mi padre era el único que sonreía. Los demás tenían los ojos enrojecidos. Todos parecían un poco aturdidos, incluso atónitos. Algunos monjes ancianos no mostraban ninguna emoción, pues sabían exactamente lo que serían cuando se convirtieran en polvo. Los jóvenes teníamos mucho en lo que pensar.

Inspiré hondo; espiré. Le hice una reverencia al gurú y abandoné el salón de los inmortales mirando sus imágenes y pisando las piedras colocadas por los grandes monjes mucho antes de que yo llegara. Encogí los hombros para librarme de la sensación de muerte que aún pesaba sobre mí y me dije: «Creo que los mangos ya deben de estar maduros».

Me encaminé a gran velocidad hacia el árbol que crecía en un rincón del monasterio, pensando: «¿Cuántos mangos comeré ahora, cuántos guardaré para más tarde y cuántos compartiré?». Absorto en mis pensamientos, llegué a la base del árbol. Volví la vista hacia arriba y descubrí horrorizado que todas las frutas estaban estropeadas. Una horda de langures había encontrado nuestro árbol. Los langures son unos monos enormes (o, sin duda, lo son para un niño de diez años), de color blanco cremoso, cara negra y cola muy larga. Se caracterizan por su osadía, su curiosidad y su rapidez. Dicen que esos monos viven aquí desde la gran guerra que se libró hace mucho tiempo, en la era de Hanuman, el dios mono. A unos monos legendarios les traía sin cuidado que un joven monje quisiera saborear esos mangos. Habían arrancado todos los frutos maduros del árbol. No dejaron ni uno solo y, alrededor del árbol, hasta donde alcanzaba la vista, había mangos a medio comer y semillas esparcidas por doquier.

Yo había llegado con unas horas de retraso. Se acabó: no habría mangos ese verano. Los jóvenes monjes tendríamos que esperar a la próxima floración para saber si el árbol se iba a recuperar lo suficiente como para volver a dar frutos.

El mundo es un equilibrio entre la manifestación y la destrucción, dos energías que en el panteón hindú están representadas por Shiva y Shakti. Fuerzas grandes y poderosas surgen de la devastación. En la historia de la humanidad, la tradición de los gurkhas nos lo demuestra. Los gurkhas son una unidad militar de élite muy especial, una de las más condecoradas del mundo. Han servido a muchas naciones (al ejército británico, al ejército indio, a las fuerzas de paz de la ONU) y han luchado en conflictos de todo el mundo. Los gurkhas son conocidos por su excepcional heroísmo frente a adversidades insuperables. En 2010, en Afganistán, un gurkha defendió su puesto él solo contra más de treinta combatientes talibanes. Otro gurkha, armado únicamente con su cuchillo *kukri*, derrotó a una banda de cuarenta ladrones, *dacoits*, que asaltaron un tren en la India e intentaron violar a una joven. Imagínate: cuarenta despiadados ladrones armados hasta los dientes, derrotados por un solo gurkha. Son lo mejor de lo mejor.

Pero verás, uno de los mitos que rodean a los gurkhas es que el maestro yogui hindú Gorakhnath, al que los gurkhas deben su nombre, practicaba el arte secreto de la *sanjeevani*, ya sabes, el néctar de la inmortalidad que trajo a Suzie y Barbara a nuestro monasterio. Cuenta la historia que, mientras hacía sus prácticas, un grupo de niños se le acercó. Estaban intentando confeccionar unos soldaditos de juguete y Gorakhnath les dijo:

—No os preocupéis, yo los fabricaré para vosotros.

Mientras los preparaba, siguió practicando el arte de la *sanjeevani* y los soldados cobraron vida. Al ser mágicos y haber sido creados para ser guerreros, eran unos soldados excepcionalmente fuertes y poderosos, tanto que el gurú no supo qué hacer con ellos. Así que fue a ver al rey del Nepal.

—Quédate con este ejército —le dijo—. Si lo utilizas, tendrás un reinado largo y próspero.

El rey del Nepal aceptó el regalo de Gorakhnath y utilizó a

estos soldados mágicos, que pasaron a ser conocidos como gurkhas en honor del maestro yogui que los creó. Sirvieron al Nepal y protegieron al rey y a su pueblo, de modo que esta pequeña nación del Himalaya fue capaz incluso de contener la invasión británica cuando los ejércitos ingleses llegaron para colonizar Nepal y las naciones vecinas.

Esa solo es una de las leyendas que existen sobre los orígenes de los gurkhas. A la gente le gusta inventar historias un tanto más fantasiosas que la realidad, porque así podemos restarles importancia. Estas leyendas no son ciertas, nos decimos, no debemos tomarlas demasiado en serio. Podemos aplaudir a Gorakhnath por crear soldados de juguete mágicos; es una historia que nos encanta. No pretendo desacreditar el mito, pero a los que nos educamos en el linaje espiritual de Gorakhnath nos contaron una historia un poco distinta, que le otorga un nuevo sentido.

Sí, los niños realmente acudían a Gorakhnath mientras él estaba practicando su arte de la inmortalidad. Y sí, los niños intentaban fabricar soldaditos de juguete. Pero no fueron los soldaditos los que cobraron vida. Los primeros gurkhas fueron los propios niños. Y Gorakhnath no transmitió su magia a los juguetes: entregó ese conocimiento a sus jóvenes seguidores. Los pequeños estaban tan fascinados con su maestro que iban a verlo todos los días. Él les enseñaba las artes secretas de la respiración, la meditación y los *asanas*, junto con las artes marciales y las ciencias de los yoguis de Shiva. Los sometió a un entrenamiento tan maravilloso que incluso los genes de esos niños empezaron a cambiar. Se convirtieron en los mejores, en los más perfectos de sus discípulos.

Pero, entonces, el desastre hizo aparición en la vida apacible que llevaban esos niños, entrenados por uno de los yoguis más grandes que jamás hayan existido. Esa parte del mundo empezó a sufrir una invasión tras otra. Fue una época de grandes calamidades y las buenas personas lo estaban pasando mal.

Al ver lo que sucedía, Gorakhnath fue a ver al rey de Nepal.

—Utiliza a estos soldados —le dijo el maestro yogui al gobernante—. Yo mismo los he entrenado. Ellos te proporcionarán la fuerza que necesitas para ganar tus batallas y te ayudarán a alcanzar la paz.

Gracias a esa secuencia de acontecimientos, el mundo conoce a los gurkhas y, a través de ellos, se recuerda el nombre de Gorakhnath. De no haberse producido aquel desastre, el gran yogui y sus guerreros se habrían borrado de la memoria colectiva. Lo mismo sucedió con nuestro árbol de mangos y el grupo de monos: sí, los monos causaron estragos, pero también dispersaron las semillas por todas partes. Sin saberlo, crearon todo un bosque de mangos. Baba Gorakhnath meditaba en el corazón de la selva, alejado del mundo, entrenando a un grupo de niños y convirtiéndolos en algo especial. Pero tuvo que ocurrir un desastre para que las semillas se esparcieran por todo el mundo.

Mientras me alejaba del árbol, de regreso al centro del monasterio, me invadió la tristeza. Como si el cielo reflejara mis emociones, noté las primeras gotas de lluvia en la piel.

La lluvia siempre es bienvenida en el desierto. Pero entonces no sabía que, al igual que la meditación *antim yatra* que mi padre escogió para ese día, e igual que el tiempo de los mangos había llegado a su fin en las ramas del árbol, esa lluvia marcaría el fin de una era. Esa lluvia sería el *antim yatra* de nuestro ashram.

La lluvia caía sin descanso. No paraba de llover. Pasados tres días, empezamos a recibir noticias de riadas repentinas en todas las zonas circundantes. La gente acudía al monasterio en busca de ayuda porque sus aldeas habían sido arrasadas y el agua seguía subiendo de nivel. A medida que el agua se extendía, empezamos a comprender el precio que la destrucción se estaba cobrando en nuestras vidas. El ganado había salido a pastar y no había regresado. Algunos de los nuestros no habían vuelto de las colinas. Cuando empecé a mirar alrededor, tratando de comprender lo que estaba pasando, sentí un gran temor.

El monasterio era muy antiguo y muchos de los edificios estaban construidos a la vieja usanza, con barro y paja. Al final, los techos de paja y las paredes de barro cedieron. Nos quedamos con veinte chozas para cien personas. Luego, con diez. Al final, nos refugiamos de la lluvia en la sala de meditación, nuestro edificio más grande y sólido. Sin embargo, como la lluvia seguía cayendo, hasta ese salón empezó a derrumbarse. Primero, una riada arrastró una pared y vi cómo se llevaba las pinturas de los grandes monjes. Luego, las piedras que tenían grabados los nombres de nuestros maestros más antiguos cedieron también.

Decidimos trasladarnos al Annapoorneshwari, el salón destinado a las comidas. Mientras corríamos, caí en la cuenta de que éramos menos que en la sala de meditación. Y, de nuevo, nos refugiamos.

Vi a muchos animales alejarse flotando. Cada mañana me levantaba tras una noche de insomnio escuchando los estrepitosos truenos y la pesada lluvia. Cada vez veía menos caras a mi alrededor y no sabía qué había sido de esas personas. ¿Las habrían rescatado? ¿Las habría arrastrado la corriente? ¿Habrían saltado al agua tratando de nadar a un lugar seguro?

A esas alturas, estaba agotado. El miedo, las carreras de un lado a otro y la tristeza de ver a mis verdaderos amigos, los animales, arrastrados por las aguas del diluvio me habían dejado sin fuerzas.

Mientras el aguacero proseguía implacable, el salón Annapoorneshwari, que llevaba siglos en pie, comenzó a derrumbarse bajo la ira de la naturaleza. Ya no quedaba ningún edificio en pie.

Solo había una pequeña isla de tierra en torno al templo, rodeada por el rugido del agua. Y en esa isla estábamos mi padre y yo con sus dos perros, Shanti y Tufan.

Nos sentamos en el borde de la isla y vimos cómo esa tierra empezaba a ceder y a hundirse también. Yo hacía esfuerzos por sujetar a los perros, pero Shanti no era tan ágil como Tufan. Me agarré a Tufan y saltamos a un lugar seguro. Grité el nombre de Shanti a voz en cuello, pero vi al perro sentado tranquilamente en la arena mientras el agua se lo llevaba. Recuerdo que me quedé mirando la riada, esperando, deseando que Shanti saliera a la superficie, pero no lo hizo.

Con lágrimas en los ojos, miré a mi padre y le pregunté:

—¿Por qué está pasando esto? ¿Por qué no estás enfadado, Babaji? ¿Por qué no estás furioso con Shiva? El monasterio ha desaparecido. Solo hay agua.

Babaji se limitó a señalar los *shivling* del templo y dijo:

—Esas son las tres facetas del dios: nacimiento, mantenimiento y muerte. No podemos hacer nada más que observar cómo el tiempo cumple su cometido. Y recordar que la rueda no deja de girar.

Me dijo que me sentara a meditar con él. Yo tenía hambre y sed, estaba extenuado y empapado. Me senté al lado de mi padre. Cerré los ojos y sentí la furia de la naturaleza por doquier. Por primera vez, el mundo me parecía un lugar cruel. En ese momento no podía meditar. No podía sentir la infinitud de la que hablaba mi padre. Me sentía sumamente insignificante, desconectado, aislado, débil. Experimenté emociones que nunca había sentido y esas emociones se apoderaron de mi subconsciente. Quería que el miedo desapareciera. Intenté meditar con toda el alma, probando las técnicas que había aprendido o que podía recordar en mi estado vulnerable. Entonces, no sé si dormí, medité o me desmayé, pero me despertó un brillante rayo de sol que caía directamente sobre mis párpados.

Había dejado de llover mientras yo dormía y las aguas se habían calmado. Tan raudas como habían llegado, se alejaron. A medida que el agua retrocedía, pude ver el barro que se extendía alrededor del templo. Parecía tan virgen como el lodo del lecho de un río, como un lienzo en blanco, como si nada hubiera existido. Y miré la arena, que aún estaba húmeda y brillaba como diamantes bajo la luz del sol, y me pregunté dónde estaba todo y dónde se había metido la gente.

Ese día, más tarde, vimos luces que se acercaban en la lejanía. Era un equipo de rescate. La gente llegó, asombrada de ver que el templo seguía en pie y de encontrar a un gurú, al hijo de este y a un perro en el interior.

Nuestros rescatadores nos ofrecieron agua y comida y nos dijeron que había llegado el momento de marcharnos. Mientras nos alejábamos con ellos, volví la vista a los confines del monasterio y descubrí que no solo el templo había resistido: el árbol de mangos también había sobrevivido. Y, debajo de ese antiguo mango, allí donde los monos habían esparcido las semillas por el suelo, brotaban nuevas plántulas.

Durante un momento me sentí como un mango devorado

por los monos. Apenas unos días antes la fruta maduraba en el árbol, hermosa y brillante. Y al momento siguiente estaba arrasada, triturada entre los dientes de los langures, esparcida por el suelo y enterrada. ¿Así acabamos todos?, me pregunté. ¿O realmente albergamos una semilla en lo más profundo de nuestro ser que brotará para que la vida continúe?

Los pensamientos se agolpaban en mi cabeza. En el pasado había meditado sobre la muerte y había intentado visualizar todos y cada uno de los escenarios que el gurú me había sugerido, pero mis imaginaciones y visualizaciones nunca me habían provocado un impacto emocional tan profundo. Jamás habría imaginado que esas meditaciones me estaban preparando para esto: la sensación de pérdida y de tener el corazón roto porque te han arrebatado todo tu mundo. Eran sentimientos nuevos para mí. Era la primera vez que veía el caos de cerca. Todavía notaba en el cuerpo la pérdida de Shanti, y me aferré a Tufan con más fuerza. Cada ruido a mi alrededor me parecía una amenaza. Sentía que la naturaleza que tanto había amado, el mundo que siempre me había traído cosas buenas, ahora conspiraba para arrebatármelo todo.

La alegría había desaparecido de mi rostro mientras yo me hundía cada vez más en esos pensamientos terribles que no podía silenciar. Me sentía como si me hubieran cambiado la mente y la nueva no fuera la de un monje. Era una mente pesada, angustiada, caótica, todavía en ciernes, pero muy disruptiva.

Babaji me vio acurrucado junto al perro. Tal vez mis ojos delataron el miedo que sentía o quizá fueran las lágrimas que no podía contener.

Con gran compasión, apoyó una mano en mi cabeza y me dijo:

—Eres más fuerte de lo que crees. Eres un hijo de los santos *siddhas*. Intenta sentir tu poder. Intenta meditar sobre lo que deseas. Si lo haces, tal vez la gran *sanjeevani* de los universos escuche tus plegarias y fluya a través de ti, y quizá puedas manifestar tu destino.

Las palabras del gurú fueron como una manta cálida en una noche fría. Me reconfortaron y empecé a pensar: «Tengo que hacer algo para no volver a sentirme así nunca más». Tal vez algún día nuestro linaje se extinga; sin embargo, aquel día, mientras avanzábamos a través de interminables campos de barro y muerte, me prometí: «El conocimiento de mis antepasados no se perderá». Era un pensamiento valiente, pero entonces me pregunté: «¿Y cómo? ¿De qué modo persistirá?». La respuesta era clara: alguien debía transmitirlo. Si quieres que crezcan las plantas, siembras semillas en la tierra; y, si quieres que el conocimiento perdure, lo enseñas. Decidí que yo sería el encargado de difundir ese conocimiento.

¡Ja! Solo era un niño que apenas sabía hablar inglés. Aun así, sentía que debía asegurarme de que hubiera suficientes templos para mantener vivo el saber de mi linaje. Al decir *templos* no me refiero a construcciones de piedra, pues ahora era muy consciente de que las inundaciones pueden arrasar los edificios. Yo pensaba en un templo vivo, un templo hecho de carne y hueso, de personas. Igual que hizo Gorakhnath, debía instruir a la gente para asegurarme de que el conocimiento se difundiera y llegara a todas partes. Solo así perduraría durante generaciones.

A partir de la destrucción, había comenzado un nuevo ciclo. Los estragos en un fruto habían permitido que la semilla cayera a la tierra; la rotura de la semilla había posibilitado que la planta brotara. Y juro que, mientras nos llevaban a un lugar seguro, me pareció ver brillar el *jyotirlinga* entre las plántulas de mango. Una nueva era empezaba a despuntar.

Pero en este nuevo comienzo, aferrado a la mano de Babaji y con la cabeza del perro Tufan recostada en mi regazo, me sentía como el polvo de la pira funeraria.

Dos preguntas me obsesionaban: ¿quién soy?, ¿qué voy a hacer ahora?

SAMADHI
EJERCICIO DE MEDITACIÓN

Cierra los ojos y observa tus pensamientos sin juzgarlos.

Limítate a observar y aceptar los pensamientos y los sentimientos que vayan apareciendo.

SEGUNDA PARTE

Dominar la mente

Dwarka

CAPÍTULO 6

La pelea de los dos lobos

गर्भे चित्तविकासोऽविशिष्ट्अविद्यास्वप्नः

El mundo de los sueños engaña a la mente.

En nuestro monasterio, cerca de las montañas Aravalli, algunos de los hombres santos me decían que los bebés lloran al nacer porque recuerdan la dicha que sentían cuando vivían con Dios. De súbito, van a parar a un cuerpo mortal, sienten todo el dolor del nacimiento y lloran porque anhelan volver a la región divina de la que proceden.

Yo también me sentía como un niño al nacer cuando recordaba el lugar en el que vivía antes: el majestuoso monasterio, los cariñosos monjes, la sabiduría divina que fluía de cada rincón, los sonidos de los cánticos sagrados, la sensación de serenidad mística en un lugar detenido en el tiempo. Después de la inundación tuve que marcharme y, a medida que me alejaba del monasterio, sentía que una profunda tristeza echaba raíces en mi corazón.

Hasta ese momento, en Rajastán, solamente había conocido la pureza. Había llegado el momento de aprender que hay dualidad dentro de todos nosotros y un enemigo que derrotar.

Mi padre, Tufan y yo acabamos en un barrio de las afueras de Delhi llamado Dwarka. A causa de la superpoblación de Delhi, en aquella época las tierras de cultivo de los alrededores se estaban urbanizando como una extensión de la ciudad. En Dwarka se construía por todas partes y en los antiguos campos surgían edificios nuevos. La propia Dwarka se había construido a partir de once aldeas, entre ellas una llamada Bagdola. Los aviones rugían sobre nuestras cabezas, ya que el barrio se encontraba a solo medio kilómetro de la pista principal del aeropuerto internacional Indira Gandhi. Junto a la aldea había un pantano que los habitantes de Bagdola utilizaban como vertedero... y como retrete.

Cuando llegamos, me quedé horrorizado al ver el pantano, al oler los hedores, al oír los ruidos.

—Aquí construiremos el nuevo *ashram* —anunció Babaji.

Lo miré, mudo de perplejidad. Incluso Tufan torció la cabeza con un gesto desconcertado.

Por fin, pregunté:

—¿Cómo vamos a quedarnos aquí? ¿Te refieres a que viviremos en el pueblo que hay cerca del pantano? ¿O en esos edificios nuevos que hay junto a la pista de aterrizaje?

—No. En esta tierra construiremos el nuevo monasterio. Aquí, en el pantano.

De nuevo, no supe qué decir. Babaji me sonrió.

—Hijo, en el pantano crece el loto y en la flor de loto se sienta Brahma.

Brahma es el dios del conocimiento.

Esta metáfora me aportó cierta paz, pero no creí que la

sensación me acompañara mucho tiempo. Cada pocos minutos un aldeano bajaba a tirar la basura al pantano y, con la misma frecuencia, un avión aterrizaba en la pista, haciendo vibrar cada célula de mi cuerpo.

Mi padre se percató de mi incomodidad.

—Ven, Ishan, te voy a contar una historia.

Sabía que sus historias siempre me reconfortaban, pues conseguían alejar mi atención de cualquier realidad que me preocupara para transportarme al país de las maravillas que dibujaban sus hermosas palabras. Rara vez me mostraba su lado más tierno o me ofrecía muestras de afecto físico, pero aquel parecía ser un día especial: me llamó para que me acercara, me sentó en su regazo y me acarició el pelo.

—Hijo, ¿conoces el cuento de los dos lobos?

Levanté la mirada hacia su rostro, confuso pero emocionado. ¡Ya intuía que sería un cuento estupendo!

—No, Babaji. Háblame de los lobos.

—Cuenta la historia, una fábula en realidad, que dentro de cada persona hay dos lobos que siempre están luchando. Uno es un lobo bueno, que representa tus aspectos positivos, la paz, el amor y la divinidad. El otro es un lobo malo, que representa tus aspectos negativos, los miedos, la ansiedad, los traumas y el dolor. La batalla entre los dos lobos nunca cesa.

—Bueno, pero ¿qué lobo gana? No, no me lo digas, ¡ya lo sé! Gana el lobo bueno.

Sonreí satisfecho de mi propia inteligencia.

—No —respondió mi padre con una sonrisa afable—. Cada uno de nosotros decide qué lobo gana.

—¿Nosotros lo decidimos? ¿Y cómo lo hacemos?

—Gana el lobo que está mejor alimentado —respondió Babaji—. Lo alimentas con tus acciones, con tus emociones y con tus pensamientos. El que hayas alimentado mejor ganará y decidirá el destino de tu vida.

Sabía que esa historia era un acertijo que debía resolver y pensé que mi padre me estaba aconsejando que fuera más positivo. Pero eso no tenía sentido.

—Pero, Babaji, toda mi vida me han enseñado que hay bondad dentro de mí, y verdad, y la única verdad es la bondad. Así que conozco al lobo bueno que hay en mí. Pero ¿de dónde sale el lobo malo? Si soy un ser divino, ¿cómo es posible que lleve dentro un lobo malvado?

La sonrisa de mi padre se ensanchó, como si estuviera orgulloso de mi pregunta.

—¿Te he hablado alguna vez del *manasaputra*?

Negué con la cabeza.

—No, Babaji, no sé qué es el *manasaputra.*

Y entonces mi padre me contó otra historia, una que sirvió para explicarme de dónde proceden las semillas de la negatividad.

Cuenta la leyenda que en cierta ocasión el gran dios Shiva estaba sentado en paz y felicidad. Su esposa se acercó por detrás para darle un susto y le tapó los ojos con las manos. Durante una fracción de segundo el dios Shiva se sobresaltó y de la emoción que sintió en ese instante nació un demonio. El demonio se llamaba Andhakasura, y era feo y ciego.

—Esposo, ¿qué es eso? —exclamó la mujer del dios Shiva al ver al demonio.

—Es mi *manasaputra* —respondió él—, un hijo de mi mente, nacido de mis emociones. Cuando me tapaste los ojos, mi paz se alteró durante un instante y me invadió un sentimiento que no era positivo. Y de ese momento de negatividad nació este *manasaputra.*

Con el tiempo, Andhakasura creció y causó estragos a su

alrededor. Al final, el Señor Shiva tuvo que luchar contra ese *manasaputra*. Solo después de vencerlo recuperó la paz.

Mi padre me explicó que todas las penas son *manasaputras*, porque cada uno de nosotros es también el dios Shiva. Las pequeñas emociones negativas que surgen del sufrimiento crecen hasta convertirse en una emoción demoníaca, grande y poderosa. A la larga, tendremos que luchar contra ella y derrotarla para que la paz vuelva a nuestras vidas.

Podrías pensar en ese demonio como el malvado lord Voldemort de los libros de Harry Potter. Al principio, Voldemort era débil, pero, a medida que iba creciendo su poder, se hacía más fuerte y sólido. Al final, se convirtió en un terrible enemigo al que Harry tuvo que derrotar.

Ahora que me lo había explicado en términos más sencillos, entendía la relación con la historia del lobo de Babaji. La tristeza y la perturbación que estaba sintiendo eran como pequeños lobos o diminutos demonios. Si lo alimentaba, el lobo (ese *manasaputra*, el fruto de mi mente) se haría más y más fuerte. Y, si el lobo malvado vencía, nunca alcanzaría mi pleno potencial. Controlado por mis miedos, mi ira, mi decepción, no permitiría que mi dios interior saliera a relucir.

Esa es la gran catástrofe espiritual que todos debemos afrontar y superar. Es lo que ocurre cuando alimentamos al lobo malvado, el fruto de nuestras emociones: la negatividad nos limita y vivimos nuestras vidas en un estado de ilusión, sin conocer la divinidad que tenemos al alcance.

El dios Shiva solo tuvo que llevarse un susto para que naciera el demonio Andhakasura de esa única reacción. ¡Yo, en Dwarka, creaba mil Andhakasuras cada día! Albergaba montones de emociones negativas. Después de ese primer día, me di cuenta de que entre la pista de aterrizaje y el pantano donde estábamos construyendo el *ashram* había también una vía de tren. Cada tres minutos aterrizaba un avión y cada media hora pasaba un tren silbando con estridencia. Eso ocurría las veinticuatro horas del día, los siete días de la semana. Cada mañana la gente del pueblo bajaba al pantano para hacer sus necesidades y cada tarde venían a tirar la basura. Por la noche cocinábamos para los pobres de la aldea, porque era nuestro deber alimentarlos y cuidar de ellos.

Comparado con la serenidad de Aravalli, aquello era pura anarquía y no tenía manera de escapar.

Empecé a preguntarme: «¿Por qué el mundo vive a un ritmo tan frenético? ¿De dónde vienen todos esos aviones y adónde van? ¿Y los trenes? ¿Adónde se dirigen todos esos viajeros? ¿Cuántos son ancianos? ¿Cuántos son jóvenes? ¿Cuántos están enfermos? ¿Cuántos vivirán una larga vida? ¿Cuántos morirán en el transcurso de un mes?».

Y, cuando los aldeanos venían a tirar la basura, me preguntaba: «¿Qué hacen para generar tantos residuos?». Me ofendía y me daba rabia que arrojaran toda esa porquería a mi puerta.

Por la noche, mi trabajo consistía en cocinar samosas y *laddus* (bolas dulces hechas de harina, azúcar y mantequilla clarificada) y repartirlas entre los niños pobres. Los miraba y veía el dolor en sus ojos, pero a veces también reparaba en su astucia.

—Hermano —me decían—, tengo una hermana pequeña, ¿puedes darme dos samosas y dos *laddus*?

El alimento que tenía para repartir era limitado, pero

esos niños me derretían el corazón. Les daba dos raciones, sabiendo muy bien que no existía esa hermana pequeña con la que supuestamente iban a compartir las samosas y los *laddus*.

Después iba a ver a mi padre y le preguntaba:

—¿Por qué hay tanto caos y sufrimiento en el mundo?

Era la época en la que estábamos construyendo el *ashram*, así que Babaji utilizaba cualquier material que tuviera a mano para instruirme a través de metáforas. Aquí, en Dwarka, mi padre no tenía un aspecto tan angelical como en Alwar. Allí se envolvía con un enorme trozo de tela. Yo sabía que el paño era grande porque una vez me tocó lavarlo. Medía casi tres metros de largo y todos los niños teníamos que trabajar juntos para frotar, enjuagarlo y ponerlo a secar. Cuando terminábamos, Babaji se lo enrollaba al cuerpo y tenía un aspecto imponente. A veces, cuando soplaba la brisa, una parte de la tela se agitaba sobre sus hombros como una capa. Caminaba de acá para allá con ojos chispeantes y un aura majestuosa. Pero en Dwarka había pocas personas para ayudarnos en la construcción del nuevo *ashram*, así que Babaji tenía que bajar al barro a cargar materiales de construcción y ayudar en todo lo que podía. Ya no llevaba aquel magnífico paño que lo envolvía. Ahora vestía un mono que en algún momento fue blanco, pero que ahora estaba raído y sembrado de grandes manchas. Viéndolo, nadie habría pensado que tenía delante a un importante gurú de un linaje antiguo y venerado.

Me llevó a uno de los edificios en construcción y me dijo:

—Ishan, mira eso.

Me mostró una ventana apoyada contra una pared, preparada para ser instalada.

—Sí, es una ventana muy bonita —le dije sin entender por qué me la enseñaba.

Mi padre la levantó y la acercó al gran hueco de la pared que debía cubrir.

—¿De qué está hecha esta ventana? —me preguntó.

—Pues... de cristal —respondí.

—Exacto. Ahora mira por la ventana y dime qué ves.

—Veo el sol. Veo pájaros... Palomas. Veo las obras y el pueblo al fondo.

—Excelente —asintió.

Tomó lodo oscuro y lo aplicó a una cara del cristal. La ventana empezaba a parecerse a un espejo.

—¿Y ahora qué ves? —me preguntó Babaji.

—Me veo a mí mismo.

—Eso es. Y nuestras mentes son como este cristal —explicó—. Cuando somos puros, cuando nos comportamos como seres divinos y estamos en armonía con nosotros mismos, nuestras mentes son como una ventana al universo. Vemos belleza por doquier, en la naturaleza y en la divinidad. Somos capaces de observar, de crear, podemos ser poéticos y experimentar la luz.

»Pero los *manasaputras*, las experiencias negativas y las emociones negativas, actúan igual que la pintura negra en la ventana. A medida que aplicamos más y más capas de pintura, empezamos a vernos únicamente a nosotros mismos. No solo eso, sino que ni siquiera vemos nuestra mejor versión. Y nos frustramos porque los demás ven muchas cosas en derredor, pero nosotros solo vemos nuestro propio rostro.

Siguió hablando.

—Los santos son aquellos cuyo cristal es transparente, como un enorme ventanal a través del cual pueden avistar todas las cosas gloriosas que se pueden contemplar. Algunas personas sabias son capaces de asomarse al universo y atisbar la luz a través de pequeños agujeros y huecos en la pintura negra. Por último, hay muchas personas cuyas ventanas se han transformado por completo en espejos. Están atrapados en ciertas situaciones y se sienten muy desgraciados.

Miré la ventana transformada en espejo y le pregunté a Babaji:

—¿Qué podemos hacer para que el espejo vuelva a ser una ventana?

—Limpiarla —me respondió. Y me lanzó un trapo.

Tardé mucho en limpiar la ventana. Tuve que frotar una y otra vez, arriba y abajo. Por fin, después de varias horas, la ventana volvió a ser transparente. Miré a mi padre.

—Ahora lo entiendo. Debemos limpiar nuestras mentes de los demonios que creamos y que nos confinan a nuestra pequeña realidad.

Babaji sonrió.

—Limpiar es un trabajo duro. Limpiar requiere perseverancia.

Ahora comprendía que cada uno de nosotros debe esforzarse para poder percibir otro reino más profundo y espiritual. En Dwarka, aprendería a hacerlo mediante técnicas de respiración yóguica para rejuvenecer el cuerpo y la mente, *samadhis* para reconfigurar el cerebro y *asanas* para despertar mis facultades. Llegué a comprender que a veces somos nosotros mismos quienes oscurecemos el cristal; otras veces lo pintan el trauma o la sociedad. La meditación nos permite limpiarnos de nuestras construcciones mentales. A través de la meditación aclaramos el cristal y somos capaces de escuchar la música como Mozart, de ver la belleza como Monet, de saborear la comida como un chef con estrellas Michelin.

Esa fue mi primera lección de los inmortales: aprender a purificarme a través de la disciplina.

El nuevo *ashram* no tardó demasiado en estar terminado. Nos sumergimos en la rutina diaria con los mismos rituales que había aprendido en Rajastán. Repitiendo el mismo día una y otra vez, aprendíamos perseverancia.

El protocolo se componía de unos pocos elementos. A primera hora de la mañana, tenía que acercarme a un foso alrededor del cual habíamos construido un *yagyashala*: un espacio de culto donde llevábamos a cabo los sacrificios al fuego o *yagyas*. Antes de que ningún habitante de la aldea se despertara (lo único que perturbaba la paz era el incesante trasiego de los aviones), yo ofrecía un *yagya* entonando una oración a las llamas. Eso tenía que hacerse como parte del proceso de purificación. Después del *yagya* tocaba el *jup*: un mínimo de media hora entonando y repitiendo un mantra, una y otra vez.

La segunda parte del protocolo en Dwarka era *seva*, que se traduce como 'servicio', aunque denota mucho más que eso. Significa servir de manera desinteresada, sin la intervención de la propia identidad. Yo dedicaba buena parte del día a ocuparme de los aldeanos que venían a tirar la basura al pantano. Sin esperar nada y sin juzgar a nadie, ayudaba a preparar la comida que distribuiríamos entre los lugareños.

Una vez concluido el *seva*, el siguiente ritual era *arti*, la gratitud. Aunque los aviones seguían rugiendo sobre nosotros, el pantano todavía apestaba, el tren silbaba y los aldeanos para los que tanto había trabajado continuaban arrojando su basura al pantano, yo daba las gracias a la divinidad y al universo. Al margen de lo que hubiera sucedido ese día, nos las ingeniábamos para encontrar algo por lo que estar agradecidos. Cualquier cosa. *Arti* tenía que hacerse.

En Rajastán, la repetición diaria de las actividades fluía grácil y hermosa. Era un proceso natural similar al de una flor que se abre y libera al viento sus semillas. La semilla va a parar al suelo, la lluvia cae y la simiente germina, y el brote se abre paso por la tierra. No requiere ningún esfuerzo; es un gesto natural.

En Dwarka las cosas eran distintas. Cada mañana venía la gente al pantano a tirar la basura y a hacer sus necesidades. Los aviones rugían, los trenes retumbaban, los niños gritaban, las parejas se peleaban y chillaban. Allí nada fluía, todo era caos y confusión. Cumplir los rituales en Dwarka me resultaba veinte mil veces más complicado que en Rajastán. Yo ya tenía la disciplina asimilada, pero aquí la lección no consistía en hacer lo mismo una y otra vez. En este lugar, la lección radicaba en llevar a cabo *yagya*, *jup*, *seva* y *arti* sin alterarme por el alboroto que me rodeaba.

Estas cuatro prácticas que constituían el tronco y las ramas de mi día no solo están al alcance de todos, sino que son cruciales: la adoración, ya sea a través de la oración, los mantras o cualquier otro ritual; el servicio sin juzgar; la gratitud, sin importar lo que nos depare la jornada, y la contemplación de lo que hemos aprendido ese día.

En la Luna, la fuerza de la gravedad es mucho más débil que en la Tierra. Si caminaras por la superficie lunar, rebotarías e incluso podrías volar. En Júpiter, en cambio, la gravedad es mucho más intensa, por lo que avanzarías con gran dificultad. Unos pocos pasos te dejarían agotado. En Dwarka pasaba lo mismo: los rituales más sencillos resultaban agotadores por culpa de todas las distracciones que tenía que soportar. Ya había aprendido la disciplina de repetir lo mismo cada día; ahora tenía que encontrar la motivación para cumplir mis obligaciones con independencia de lo que estuviera pasando alrededor.

Al final de cada día, lo último que hacíamos antes de acostarnos era meditar: la práctica de la *sadhana*. Dedicábamos unos instantes a contemplar las cosas que habíamos aprendido ese día y luego escribíamos en el Libro Dorado la respuesta a una sencilla pregunta: ¿qué quiero? Nos enseñaron a responder a esa pregunta todas y cada una de las noches. La respuesta iba cambiando con el tiempo, como es natural, pero eso no importaba. El objetivo no era tan importante como el hecho de tener un objetivo.

Cuando estaba en Rajastán, nunca me hacía esta pregunta. Estaba feliz y satisfecho. E, incluso si alguien me la hubiera formulado (¿qué quieres?), seguramente habría tardado mucho en discurrir la respuesta.

Ahora, en Dwarka, quería veinte cosas cada día. Que los aviones dejaran de sobrevolar el monasterio, que los trenes dejaran de circular, que no nos tiraran la basura. Quería salir de ese pantano y volver a Rajastán. Quería tantas cosas que cada día tenía mucho que escribir en el Libro Dorado. Sin embargo, mientras escribía, me preguntaba: «¿Es el Shiva que hay en mí quien escribe o es el Andhakasura quien habla por mí?».

Pasaron muchos muchos días. Los días se convirtieron en meses, y los meses, en años, hasta que, por último, algunas cosas empezaron a cambiar. Me di cuenta de que, gracias a la perseverancia, las actividades que generaban positividad tenían mucho más peso que aquellas que originaban negatividad. El *yagya* se tornó más poderoso; el *seva*, más sincero, y el *arti* suscitaba más alegría. Y después de años y años considerando esa pregunta, «¿qué quiero?», una imagen más clara empezó a emerger.

Cuando uno destaca en algo, es inevitable que el ego asome la cabeza. Entonces no lo sabía, pero, si a uno se le da bien la espiritualidad, incluso el ego espiritual puede crecer. Empecé a experimentar una sensación de superioridad. Me volví orgulloso. Me creía mejor que los demás porque era capaz de lograr cosas que ellos no podían hacer. En mi inocencia, sin ser consciente de ello, estaba alimentando al lobo malvado y dando alas al *manasaputra* a través de pensamientos y emociones no examinados.

Esta fue una de las lecciones más importantes que tendría que aprender en Dwarka, pero solo llegué a comprenderlo cuando me marché de allí.

SAMADHI
EJERCICIO DE MEDITACIÓN

Cierra los ojos, relájate y desplaza la conciencia a un recuerdo positivo, elevado y feliz. Revive y experimenta la sensación y la energía de ese momento. Medita sobre esa energía.

CAPÍTULO 7

Olvidar la naturaleza divina

चितं मन्त्रः

El mantra apacigua la mente.

Llegó un momento en la vida de Hanuman en el que olvidó que era inmortal. Olvidó que había sido bendecido con la sabiduría de los siglos, la fuerza del universo y el poder de los elementos. Sufrió amnesia y quedó confinado a su forma mortal. Empezó a vivir como una persona corriente y dejó de recordar su verdadero potencial.

Cuenta la historia que Hanuman, junto con el ejército de Sugriva, estaba ayudando al dios Rama a encontrar a su esposa, Sita. A Sita la había secuestrado Ravana, gobernante del reino insular de Lanka. Buscando a la esposa de Rama, llegaron al punto más meridional de la India. Sabían que tenían que cruzar a Lanka, pero un vasto océano se lo impedía. Todo el mundo empezó a opinar y a discutir.

—¿Cómo llegaremos a la isla?

La tensión y el miedo cundieron entre los soldados. Hasta los guerreros más fuertes pensaban que se enfrentaban a una misión imposible: por más que lo intentaran, solo conseguirían cruzar una pequeña parte del océano. Hanuman, que era el guerrero más poderoso de todos, estaba sentado entre sus compañeros rascándose la cabeza y compartiendo las dudas y las ansiedades de los demás, pues había olvidado su propia capacidad.

Dicen que, si una jauría de perros adopta a un cachorro de león, el león empezará a comportarse como sus compañeros sin recordar el poder de su propia especie. Por eso, en aquel momento, mientras todos los allí reunidos reflexionaban, debatían y se preocupaban, los sabios de la legión decidieron que ya iba siendo hora de que alguien le recordara a Hanuman quién era en realidad. Porque solo él poseía la fuerza necesaria para volar a Lanka y rescatar a Sita. Y así lo hizo: después de que un hombre santo le recordara su poder, Hanuman dio un poderoso paso sobre el océano y encontró a Sita. Fue una especie de *prati prasav* a través del cual adquirió conocimiento (o, más bien, lo recuperó). Hanuman redescubrió su divinidad interior y sobrevoló el océano para cumplir su destino.

Cada uno de nosotros sufre la misma amnesia que Hanuman. Olvidamos nuestro poder, olvidamos nuestra naturaleza divina y alguien tiene que recordarnos quiénes somos..., recordarnos que somos Hanuman.

En Dwarka, empecé a sufrir la misma amnesia. Con el paso de los días me iba olvidando de Rajastán. Verás, estaba demasiado ocupado sobreviviendo y había muchas distracciones que me desorientaban. Vivir en una ciudad como Delhi es como si toda la lluvia de la temporada cayera de golpe sobre tu cabeza. No solo una vez, sino en cada momento, un monzón sensorial se derrama sobre ti. Las sensaciones y las distracciones están por todas partes. Los seres humanos somos como esponjas: asimilamos las energías que nos rodean. Veía a gente enfadada y yo también sentía su enfado. Día tras día, poco a poco, las imágenes, los sonidos y los olores que me rodeaban me fueron saturando.

Estaba desconectado de mi pasado, de la sabiduría y de las prácticas que había asimilado en Rajastán, y cada día esta nueva vida acababa creando un *manasaputra* u otro. La frustración, la ira, la irritación... Los lobos malvados se multiplicaban en mi mente.

Me desconcertaban y atormentaban preguntas sobre el sufrimiento y el caos. Aunque mi existencia en un pequeño *ashram* construido en un pantano, junto a una aldea que tiraba la basura a la puerta de mi casa, no era en absoluto glamurosa, siempre había gente que tenía mucho menos que yo. Los miraba y pensaba: «¿Por qué existe tanto dolor en esta hermosa tierra del creador?».

El *manasaputra* también se conoce como «el pasajero oscuro»: es el yo sombrío, los demonios que viven dentro de cada uno de nosotros. A veces, sin embargo, este pasajero oscuro se desliza al asiento del conductor y toma el control. En esa situación se produce una amnesia cósmica, porque nuestro yo divino pasa a un segundo plano. El yo divino no muere, pues es inmortal, pero se debilita y empieza a titilar. Por su parte, el *manasaputra* se hace cada vez más fuerte.

Cuando esta amnesia se apodera de una persona, el cambio más importante tiene lugar en el plano del pensamiento: «Soy víctima de mis circunstancias, del destino». Y, en verdad, siendo un niño en Dwarka, no había mucho que yo pudiera controlar. No podía controlar los sonidos que me golpeaban, ni los pensamientos y las preguntas que saturaban mi mente, ni la sensación de que era como un barco a la deriva, a merced de las olas del océano.

En ese momento, los santos se apiadaron de mí, igual que se compadecieron de Hanuman cuando enviaron a un santo para recordarle quién era. Un día, mientras estaba sentado en mi habitación con Tufan, apareció Babaji. Uno siempre presentía su llegada, aun antes de que entrara en la habitación. Era como una premonición: podías notar su presencia antes de oír sus pasos o ver su figura. Ese día se me erizó el vello de la nuca y miré hacia la puerta, preparado para saludarlo.

Como siempre, su rostro exhibía una expresión serena y sonriente. Mirarlo a los ojos era como contemplar las profundidades del océano: tenías la sensación de que bajo la tranquila superficie se escondían grandes tesoros. Por lo general, transmitía sus mensajes más importantes a través de su expresión. Era casi como si sus palabras fueran ruido que me distraía del verdadero mensaje que comunicaban sus ojos.

En mi cultura pensamos que hay formas de comunicación más poderosas que las palabras. Según los Vedas, hay cuatro grados de comunicación: *vaikhari*, *pashyanti*, *madhyama* y *paravani*. *Vaikhari* es el habla ordinaria, la que usamos para comunicarnos a diario. *Pashyanti* y *madhyama* son formas de comunicación no verbal: el diálogo interno y las respuestas sensoriales. Ahora bien, la forma de comunicación más elevada es el *paravani*: la vibración interior, la voz divina. El *paravani* es la palabra que no se puede comunicar, solo se puede recibir. Se dice que, si una persona está recorriendo el camino espiritual y se limita al *vaikhari*, al *pashyanti* o al *madhyama*, su aprendizaje nunca será completo. El arte que hay que dominar es el *paravani*.

Esta es una verdad ampliamente aceptada. La encontramos en la filosofía y en la teología. La Biblia dice que en el principio fue el Verbo, y el Verbo era con Dios, y el Verbo era Dios. Se refiere a la vibración, porque ¿qué es una palabra?, ¿qué es un sonido? El sonido es vibración. De manera parecida, se dice que las antiguas escrituras indias, los Vedas, no fueron escritas, sino escuchadas. Las personas eran capaces de conectar con su yo inmortal, con sus átomos y sus vibraciones, y a través de esas vibraciones percibían la sabiduría del universo.

Estoy seguro de que tú también lo has notado. Conoces a una persona y sientes el impulso de hablar con ella sin saber por qué; emana un magnetismo que te atrae. Es una energía, una especie de electricidad. Yo había aprendido en Rajastán el arte de comprender sin palabras. Era una habilidad que se enseñaba a todos los niños, como montar en bicicleta. Y, aunque la amnesia me había llevado a no recordar muchas cosas, no había olvidado cómo comunicarme con mi padre. Todas las células de mi cuerpo se prepararon para recibir lo que él estaba a punto de transmitirme.

Babaji entró en la habitación con un libro en la mano. Lo dejó delante de mí.

En Dwarka teníamos un sistema eléctrico muy primitivo y, si algo se estropeaba, tenías que apañarte para repararlo, pues no había electricistas a quienes llamar. Si alguien pisaba accidentalmente un cable pelado y recibía una descarga eléctrica, exclamábamos: «Oh, está *cheapuk gaya*». La frase significa que la persona se ha quedado atascada. Te aseguro que, cuando recibes una descarga eléctrica, los músculos se contraen y no puedes seguir avanzando; lo sé por experiencia propia. Te sientes como si te hubieran pegado con Super Glue. Si te sucede, alguien tiene que empujarte o sacudirte; de lo contrario, permaneces pegado a la fuente de electricidad.

Cuando agarré ese libro, me quedé *cheapuk gaya*: mis dedos se pegaron a las tapas y no podía soltarlo. Fue como si me transmitiera una fuerza poderosa.

Cuando, por fin, lo abrí, descubrí que contenía mantras divinos. El libro constaba de tres capítulos nada más; todos eran profundos, aunque cada uno a su manera.

El primer capítulo era bastante sencillo. Contenía mantras que te permitían atraer a tu vida las energías infinitas del universo. El segundo capítulo giraba en torno a la gratitud; de nuevo, nada demasiado complicado. Contenía mantras diseñados para recordarte que debías estar agradecido, sonidos que había que repetir una y otra vez. El tercer capítulo era mucho más complejo. Era la *sadhana*, una práctica espiritual que te ayuda a alcanzar un objetivo deseado, y contenía trescientos mantras. Las palabras de esos mantras ni siquiera poseían un significado concreto; no eran más que un conjunto de sonidos y frecuencias vibratorias. El orden de los tres capítulos reflejaba el camino espiritual que todos debemos recorrer: invocar y abrazar lo infinito, expresar gratitud y, por último, trascender las palabras para avanzar hacia la voz divina, el *paravani*.

Entendí bastante bien los dos primeros capítulos y empecé a leerlos una y otra vez. Sin embargo, el tercero se me resistía, pues me parecía estar leyendo un galimatías sin sentido. Trescientos mantras de pura jerigonza. ¿Cómo se suponía que debía abordarlos?

Mientras me concentraba en el primer capítulo, advertí que emanaba cierta belleza. Proponía un modo de invocar la presencia y las bendiciones de Shiva a través de los nombres de los grandes *siddhas*. Durante la invocación, experimenté el poder de elegir mi propio rumbo desde la conciencia. La vida nos abruma y nos desorienta hasta el punto de que a menudo aceptamos sin cuestionar lo que nos sale al paso, dando por supuesto que debe de tener alguna importancia o significado.

Recordé la historia de un venerable monje que sufría una grave alergia a los gatos. Cada vez que el monje daba un sermón, aparecía un gato que le hacía estornudar y lo distraía. Así que promulgó una ley: antes de sus sermones, sus discípulos debían encontrar al gato y atarlo a un árbol.

—¿A qué árbol? —le preguntaron.

Él se limitó a señalar el árbol más cercano y los discípulos no discutieron la orden. ¿Por qué iban a hacerlo? El monje no explicó sus razones. Así que, obedientes, ataban el gato al árbol antes de cada sermón.

Con el tiempo, los monjes jóvenes se fijaron en que los más veteranos perseguían al gato, lo capturaban y lo ataban al árbol justo antes de la llegada de su maestro. Lo comentaron y lo discutieron, tratando de adivinar el sentido de este gesto. Inventaron historias para explicarlo y, poco a poco, esas historias se aceptaron sin que nadie las cuestionara. La costumbre perduró durante años, aun después de la muerte del monje original, pues el siguiente maestro decidió adoptar la tradición. «Si mi gran maestro ataba el gato al árbol, yo también lo haré», argüía. Y cuando el gato murió, el monje declaró:

—No pronunciaré ni un sermón a menos que encuentren otro gato y lo aten al árbol.

Así que los discípulos fueron a buscar otro gato.

Es absurdo cómo asignamos significado a los elementos prosaicos que nos rodean. Construimos historias y acabamos por convertirlas en nuestra realidad, una verdad que reforzamos día tras día. El ciclo prosigue hasta que algo nos arranca de nuestra realidad cotidiana y nos despierta a lo que en mi cultura conocemos como la «realidad suprema»: el espíritu infinito y eterno, más allá de la percepción del intelecto. Cuando esa alarma suena, nos arranca de nuestros sueños y nos provoca un cortocircuito en el sistema nervioso central que nos saca del engaño mental.

Para mí, ese despertar se produjo a través de la invocación, cuando empecé a entonar los nombres de los grandes *siddhas*. Cada repetición me conectaba con su luz, su energía, sus hazañas, su poder y su gracia.

Luego me concentré en el segundo capítulo. Nunca me había dado cuenta de que la gratitud fuera un concepto tan hermoso. Igual que solo hay cara y cruz, arriba y abajo, izquierda y derecha, húmedo y seco, me di cuenta de que únicamente hay gratitud o queja. Las quejas son fáciles; nuestras mentes tienden a ellas de manera natural. La mente es como una zanahoria: si la añades a un guiso de verduras, no es nada del otro mundo, al menos en mi opinión. Pero, si la conviertes en *halwa*, un postre indio muy apreciado, será el manjar más delicioso que hayas probado jamás. Del mismo modo, si programamos nuestra mente para quejarnos, el sabor resultante no nos aportará alegría. Pero, si nos centramos en la gratitud, nuestras vidas empezarán a llenarse de sabores deliciosos.

La interpretación que damos a cada suceso es crucial. Tomemos el ejemplo del poeta indio Kalidasa, quien, tras una pelea con su esposa, se convirtió en uno de los autores más valorados de la India. Todo el mundo discute, pero Kalidasa asignó significado y trascendencia a su disputa, convirtiéndola en inspiración para su magnífica poesía. Cuando nos convencemos de que nos van a suceder cosas buenas, incluso las situaciones difíciles nos inducen a reflexionar: ¿por qué me ha pasado esto a mí?, ¿me habrá ocurrido por algo? Empezamos a recapacitar, a meditar: conectamos con el *paravani* del universo (la vibración interior, la voz divina) y encontramos inspiración en los lugares más insospechados. Eso le sucedió a Kalidasa: su pelea le impulsó a convertirse en poeta, a dar voz a sus emociones. Pero, si me quejo, arranco cada incidente de raíz, le arrebato su poesía y le quito su sentido y su valor.

Empecé a practicar y a propagar gratitud entre todas las personas que conocía. Cuando la gente acudía a mí porque estaba triste, les decía simplemente que les iban a pasar cosas buenas y les enseñaba un mantra sencillo: «Doy gracias al universo por todo lo bueno que me va a pasar». Fui testigo de la magia de esta modesta práctica y me di cuenta de que la gratitud asignaba sentido a cualquier acontecimiento. Este sencillo pensamiento transformó la vida de las personas. Incluso la gente más humilde de mi entorno empezó a celebrar la vida. Un hombre que trabajaba de chófer me dijo:

—No te lo vas a creer, pero desde que me enseñaste el mantra, encuentro más semáforos en verde y doy gracias por poder llegar antes a mi destino.

Los niños se me acercaban y me decían:

—Las clases parecen terminar antes desde que empezamos a decir esas palabras, y nos sentimos muy agradecidos.

A través de la gratitud, el cerebro percibe el mundo de un modo totalmente distinto.

Permite que destaque también la importancia de la repetición. Empecé a pensar en las prácticas como algo parecido a nadar: a menos que te esfuerces con cada brazada, una y otra vez, el cuerpo se hunde. Y, a partir de esa idea, entendí mejor la diferencia entre Rajastán y Dwarka. Rajastán era como el mar Muerto: un entorno único y divino en el que ni siquiera tenías que esforzarte por mantenerte a flote. En Rajastán estaba rodeado de seres tan elevados que yo flotaba sin esfuerzo. Dwarka, sin embargo, representaba el océano que cubre el setenta y tres por ciento del mundo. En ese mar, que constituye el mundo real para la mayoría de nosotros, tenemos que nadar sin descanso, porque, si no lo hacemos, nos hundimos. Rajastán era la excepción; Dwarka era el océano de verdad, aquel en el que tenemos que ser conscientes de cada brazada.

Cada mañana, mi rutina comenzaba con la lectura de ese libro. Aunque fuera a regañadientes, me esforzaba por concentrarme en la invocación y la gratitud. Por la noche me estaba hundiendo, así que volvía a coger el libro y recuperaba mi capacidad de flotar. Me di cuenta de que, por el hecho de hacerlo repetidamente, estaba empezando a cambiar. Mi cerebro, mi cuerpo y mis células se estaban transformando.

Igual que Hanuman, había recordado mis poderes: sabía nadar y, si me rodeaba de lo divino en cada momento del día, podía flotar sin esfuerzo. Había roto mi amnesia.

El libro de mantras alimentaba mi yo espiritual como una dieta especial que te devuelve la fuerza y la vitalidad. Ahora que estaba bien alimentado, el lobo bueno estaba venciendo al lobo malvado. El *manasaputra* abandonó el asiento del conductor.

Pero tenía una pregunta en la cabeza que no me dejaba en paz: ¿qué significaba el tercer capítulo? Era el más largo, más del triple que los otros dos. Si los dos primeros me habían influido tanto, ¿qué tesoros divinos me reservaba el tercero?

Puede que hubiera llegado el momento de pedirle ayuda a mi gurú, una vez más.

SAMADHI
EJERCICIO DE MEDITACIÓN

Siéntate en una postura cómoda, relaja el cuerpo y concéntrate en un recuerdo que te inspire gratitud.

Experimenta las emociones y los pensamientos positivos que te evoca ese recuerdo.

Acepta y acoge su energía, con suavidad, de tal modo que fluya del pasado al presente.

CAPÍTULO 8

Prende mi fuego con tu vela

गुरुरुपायः मातृकाचक्रसंबोधः

El gurú es el medio para despertar la energía de los chacras.

En las salas de meditación de Rajastán abundaban las imágenes de santos. Uno destacaba de entre todos ellos. Los otros santos estaban representados bajo un árbol, sin más elementos y con una expresión beatífica en el rostro. Pero Parshuram estaba rodeado de armas, herramientas y baratijas. Tenía su hacha, su arco y sus flechas, además de otros muchos objetos que yo no entendía. Recuerdo que le pregunté a Babaji:

—¿Por qué Parshuram tiene tantas cosas, mientras que los demás santos no tienen nada?

—Parshuram tenía muchas herramientas porque vivió numerosas aventuras y emprendió infinitas búsquedas —me dijo mi padre—. Los demás santos no fueron tan aventureros como él, así que no necesitaban esas cosas.

—¿Y por qué Parshuram se embarcó en tantas aventuras? —pregunté.

—Era su vocación —respondió Babaji—. Era su destino. Lo mismo ocurre con el camino espiritual. Una persona que está sentada bajo un árbol en el Himalaya no necesita muchas herramientas. Tiene su respiración y su mente. Con eso le basta. Pero una persona que vive la aventura de abrirse paso en este mundo caótico necesita herramientas, igual que el caballero necesita su armadura, su caballo y su espada para marchar hacia la batalla. Como Parshuram, esa persona precisará muchas cosas para llevar a cabo su búsqueda.

De manera parecida, un joven monje que vivía en un *ashram* situado en un pantano en Dwarka necesitaba su libro de mantras. Era una de las herramientas más importantes que tenía para sobrevivir.

Cuentan que al principio Shiva utilizó un instrumento místico para crear un ritmo. De esta vibración cobró vida todo el cosmos. Los cielos, la Tierra, los planetas, las estrellas...; todo surgió de este pulso primordial. Una de las cosas que se crearon fueron los mantras *bija* del tercer capítulo del libro que me había dado Babaji. *Bija* significa 'semilla', así que los mantras *bija* son las semillas del universo. Cuando recitamos estos mantras, estamos sembrando semillas poderosas en nuestra vida, cada una con el potencial de crear el infinito. Estos mantras ayudan a guiar nuestra mente hacia un estado meditativo profundo que nos aporta paz y tranquilidad en medio del caos de la vida.

No siempre es fácil encontrar esa serenidad. Nuestras escrituras cuentan la historia de *amrita*, el elixir de la inmortalidad. Se dice que hace muchos eones, los dioses (me refiero a los seres celestiales, los que tú llamarías ángeles) descubrieron que la *amrita* estaba escondida en las profundidades del océano. Los dioses querían beber ese néctar de la inmortalidad y para ello tenían que batir el océano, un proceso llamado *amrita manthan.* Idearon un plan que consistía en utilizar una montaña enorme como vara de batir y usar a Sheshanaga, la serpiente de cien cabezas, como cuerda para la vara. Pero el problema era evidente: cuando intentaron agitar el océano, la montaña se hundió de inmediato. En ese momento crucial, Narayana (uno de los mil nombres de Vishnu) adoptó la forma de una tortuga colosal y buceó por debajo de la montaña. Su presencia impidió que la montaña se hundiera y permitió el batido del océano.

Mi padre me explicó una vez que sucede lo mismo con la meditación. Cuando cerramos los ojos, nuestro subconsciente es como el vasto océano que contiene el elixir de la inmortalidad. Durante la meditación, intentamos utilizar la mente consciente como vara de batir. Sin embargo, cada vez que cerramos los ojos, la mente consciente se hunde en las profundidades del subconsciente. Cerramos los ojos, inspiramos, espiramos, nos concentramos en la respiración..., y el pensamiento empieza a divagar. «Cuando termine de meditar, iré al supermercado. Tengo que acordarme de comprar brócoli. Tengo que comer brócoli porque he engordado. Necesito adelgazar porque me han invitado a la boda de mi prima. Mi prima ha encontrado el amor y yo no. Tengo casi treinta y cinco años y todavía no he encontrado el amor. Mi prima, en cambio, está viviendo su final feliz y es mucho más joven que yo... Dios mío, ¿qué va a ser de mí? ¡Uf! ¡Qué estresada estoy! Por eso estoy meditando. Espera, ¿cuánto tiempo ha pasado? ¿Una hora? ¡Vaya! ¿Ya llevo una hora meditando?».

Le pasa a mucha gente: les pides que mediten y de inmediato la mente se hunde en el subconsciente y destruye la tranquilidad.

Los antiguos *siddhas* de mi monasterio comprendieron que el proceso del batido sería más abordable si se llevaba a cabo sobre el caparazón de la gran tortuga. En el caso de la meditación, la tortuga son los sonidos celestiales, los mantras *bija*. Cuando recitamos estos mantras, la mente se estabiliza y nos permite batir la energía para que la *amrita* (el néctar de la inmortalidad) salga a la superficie.

Los mantras nos permiten conectar con la energía divina de la que todos procedemos y a la que todos regresaremos. Esta energía definitiva conecta toda la materia, orgánica e inorgánica; es la creadora y la destructora. Los mantras son la puerta de acceso a ese poder supremo. El ego podría hacer que nos preguntemos: «¿Por qué necesito a Dios, o incluso a un gurú, para esto?». La historia de los dioses agitando el océano nos muestra lo difícil que es el proceso sin la presencia de la divinidad. Los mantras ayudan a fortalecer nuestra fe y nos aportan una gran sensación de conexión con lo divino.

Sin embargo, hay varios pasos en este proceso de batido. Los bloqueos subconscientes deben salir a la superficie antes de alcanzar el néctar, y eso sería cierto en mi camino durante los años siguientes. Por ahora, me limitaré a decir que, cuando mi guía, Babaji, me vio hundiéndome en el caos del mundo, como una montaña que se hunde en el océano, me entregó el libro divino de los mantras. Ese libro me sirvió para estabilizarme, proporcionarme una brújula moral y, lo más importante, conectarme con las melodías celestiales a través de semillas que, con el tiempo, mientras meditaba, germinarían en una profunda sabiduría.

En ese momento ya dominaba la invocación, la conexión con los santos y sus cualidades. Imagínalo como introducir una ubicación en el GPS para encontrar una ruta. También había comenzado a practicar la gratitud. Sin embargo, aún quedaba el siguiente paso: el tercer capítulo de los sonidos celestiales. Todavía necesitaba recibir el *shaktipat*, el poder.

Dicen que la fe es el mayor regalo. Tengo un recuerdo muy vívido de mi estancia en Dwarka, cuando un equipo de científicos nos visitó para investigar los efectos de la meditación. El equipo estaba formado por médicos, endocrinos, psicólogos y psiquiatras, todos ellos decididos a estudiar el tema desde sus distintas especialidades. Mi función era hacer de recadero: traerles té, hacerles pequeñas tareas.

Mientras observaba su trabajo, entablé conversación con un investigador ruso, el doctor Korotkov, de San Petersburgo. (Huelga decir que me parecía muy exótico conversar con un médico de un país tan lejano).

—¿A qué se dedica? —le pregunté.

Él respondió:

—Estudio la mente, hijo.

Me explicó que el estrés era uno de los factores que más afectaban a las personas en el mundo actual y que conducía al desgaste. El doctor Korotkov me dijo que medía parámetros como el insomnio, la ansiedad, la depresión y la calidad de vida para evaluar el nivel de estrés o desgaste de una persona.

Lo que más me llamó la atención del doctor Korotkov y de sus colegas fue su comportamiento casi robótico. Parecían desprovistos de emociones, como un juguete que alguien me regaló una vez en el *ashram*. Le insertabas una pila y el mono tocaba los platillos generando un ruido monótono. No había poesía ni sentimiento, solo un movimiento mecánico. Al observar a los médicos trabajando, veía mucho movimiento, pero muy poca emoción.

Por aquel entonces, en Dwarka, empezaba a correr el rumor de que un gran monje de Rajastán, de la tradición Shiv Yog, vivía ahora en el pantano. La gente venía de muy lejos para aprender de mi padre y practicar la meditación. Al principio, esos devotos parecían dueños de sí mismos y distantes, pero, a medida que avanzaba la meditación, cerraban los ojos y caían en un estado de éxtasis divino. Algunos tenían lágrimas en los ojos, mientras que otros exhibían grandes sonrisas.

El doctor Korotkov anotaba sus observaciones con meticulosidad. Según sus datos, los niveles de ansiedad eran notablemente bajos entre esas personas, a pesar de que eran profesionales recién llegados para aprender meditación. Todos experimentaban un sueño profundo y reparador, disfrutaban de excelente calidad de vida e irradiaban felicidad. Un día, después de tomar sus notas, el doctor Korotkov cerró su cuaderno y dijo algo que recuerdo como si fuera hoy.

—No entiendo lo que estáis haciendo y no quiero creerlo, pero, viendo los datos y las estadísticas, envidio lo que tenéis.

¿Te lo imaginas? El robot nos envidiaba. Medité los motivos por los que un médico tan importante como ese podía sentir envidia de nosotros. Puede que fuera porque en su mundo la gratificación instantánea estaba por doquier, pero la felicidad interior y la alegría eran bienes escasos. Quizá en su mundo la dicha solamente se experimentase después de una serie de logros que exigían muchos años de esfuerzo. Estudiar mucho, seguir estudiando, conseguir un trabajo. Conseguir un ascenso, formar una familia, tener hijos. Estudiar todavía más para convertirte en alguien importante. Hacer esto, aquello y lo de más allá, y solo entonces se manifestaba la alegría. En mi mundo, en cambio, solo tenías que sentarte, cerrar los ojos y ya está. Te invadía una dicha profunda que emanaba del interior. El médico anhelaba algo que ya tenía dentro. Solo debía preparar su mente para acceder a ello.

Las palabras del doctor Korotkov resonaban en mi cabeza: «Envidio lo que tenéis». Me pregunté qué pasaría por su mente cuando cruzó la puerta para marcharse. Si soy sincero, yo también estaba experimentando una pizca de envidia espiritual. Si bien recitaba con devoción los mantras de gratitud e invocación de los dos primeros capítulos del libro que me había dado Babaji, a veces hasta sentirme como un loro, aún no me había atrevido a empezar el tercer capítulo: los sonidos celestiales, los mantras de rendición. Babaji me había explicado que solo podría practicar esos mantras una vez que recibiera el *shaktipat*, la conexión con el poder divino.

Imagina el *shaktipat* como algo parecido a la electricidad. Puedes comprar la tostadora más cara, pero no será nada más que un pisapapeles decorativo si no tienes electricidad. Puedes comprar el libro de mantras más completo, la esterilla de yoga más lujosa, pero el *shaktipat* te eludirá porque solo un linaje de gurús o directamente un ser divino lo puede transmitir. En mi cultura hay un dicho que se traduce como «Deja que tu lámpara ilumine la mía». Alguien que ha meditado, que ha recibido la verdad y cuyo fuego interior se ha prendido, puede encender una llama similar en los demás. Eso es el *shaktipat.* En nuestra tradición, el *shaktipat* es una transmisión ininterrumpida que pasa de una generación a otra. También es un regalo, otorgado a discreción del gurú, que te conecta con la conciencia colectiva de todos los seres iluminados. Constituye una invitación a unirte al poder de su disciplina espiritual y un punto de acceso a su gran sabiduría. Sin embargo, no es necesario haber nacido en un monasterio para recibirlo; cualquier persona puede recibir el *shaktipat* de un gurú. Tú, que estás leyendo este libro, podrías recibir el *shaktipat* en este mismo instante.

Me acerqué a mi padre con expresión anhelante y le dije:

—Estoy listo para que me otorgues el *shaktipat* y aprender los sonidos celestiales.

Él negó con la cabeza esbozando una leve sonrisa.

—Para recibir el *shaktipat*, antes tienes que rendirte —respondió.

En la vida, la rendición te puede llegar a través de la gracia, si has nacido bendecido por ella, como una predisposición genética innata. Sería el caso de una persona con talento musical de nacimiento que se entrega a su arte o de un matemático conquistado por el cubo de Rubik o de un luchador experto que se dedica en cuerpo y alma a su arte marcial. Sin necesidad de una gran instrucción formal, la rendición fluye sin esfuerzo. Pero ¿qué haces si no has nacido con esa cualidad innata? Si eres una persona normal y corriente, dedicada a las tareas y responsabilidades de la vida, es posible que la rendición no ocurra de manera natural. Sin embargo, los *siddhas* tienen sus métodos. Una vía para rendirse es a través del dolor: una experiencia traumática o una pérdida que hace añicos el ego.

Tuve la suerte de no alcanzar la rendición a través del dolor. En vez de eso, Babaji me invitó a seguir otro camino: el servicio. Advirtió que la curiosidad divina empezaba a despertar en mí y que mis pensamientos se estaban apaciguando. Quería que aprendiera cualidades como la compasión, el amor y el servicio desinteresado.

Un día me llamó y me dijo:

—Ishan, ya va siendo hora de que asumas algunas responsabilidades en el *ashram*.

—Claro, Babaji, ¿qué debo hacer? —le pregunté con entusiasmo.

Me llevó al exterior, donde esperaba un rebaño de vacas.

—Tu trabajo —me explicó— será cuidar de estas vacas. Alimentarlas, lavarlas, limpiar el estiércol, cepillarlas y ordeñarlas. Después de recoger la leche, hiérvela; y, una vez que se enfríe, separa la nata para fabricar *ghee*. Utiliza parte de la leche para preparar *paneer* y *halwa*. Con la otra parte, haz mantequilla y utiliza esa mantequilla para dar sabor a la comida que distribuimos entre los necesitados del pueblo. Luego, unta el *ghee* en los *rotis* que preparamos en la cocina para los niños hambrientos y distribuye dulces entre los más desfavorecidos.

En aquella época yo todavía era muy niño. Ya ayudaba a preparar y distribuir la comida entre los aldeanos, pero ahora sería mi responsabilidad, y el peso me parecía inmenso. Sin embargo, la entrega a través del servicio desinteresado y la entrega a través de la oración, la invocación y la gratitud serían a partir de entonces mi rutina diaria.

Mi jornada empezaba de madrugaba. Me levantaba temprano, cuidaba las vacas y limpiaba el estiércol, que era muy abundante. A pesar de todo, al hacer este servicio para mi comunidad experimentaba un extraordinario sentimiento de amor.

No podía conversar con las vacas, pero tenía la sensación de comunicarme con ellas en silencio, igual que siempre había disfrutado del *satsang* con los animales. Recogía la leche, que era un trabajo muy duro porque teníamos muchas vacas. A continuación la llevaba a la cocina, donde preparaba el *paneer* y el *halwa*. En las horas tranquilas que preceden al amanecer, me sentaba junto al fuego y me enfrascaba en el *yagya*: cantaba mantras y ofrecía *ghee* y arroz a las llamas del hogar como símbolo de la quema de los deseos y del karma. El *yagya* me proporcionaba alivio, en particular del clima extremo de Delhi. En Delhi hace un frío glacial que lo impregna todo. No pasa como en los Estados Unidos, donde solo hace frío cuando sales a la calle. Las casas tienen calefacción, los coches tienen calefacción, las tiendas tienen calefacción: en todas partes estás caliente. En el pantano junto a la aldea, el único calor procedía de las capas de ropa. ¡Nos vestíamos como los inuit durante todo el invierno! Después de bañar a las vacas con agua fría, me reconfortaba sentarme junto al fuego en la oscuridad de la madrugada. El calor me envolvía y, mientras recitaba los mantras y presentaba ofrendas a las deidades en el fuego, entraba en un trance meditativo. Durante estos rituales diarios me sentía como si, además de las ofrendas, estuviera quemando el *manasaputra* (los pensamientos negativos que yo creaba). Y eso me generaba una sensación de pureza e inocencia.

La constancia tiene un poder increíble. El compromiso, el amor, la pasión y el servicio desinteresado me transformaron poco a poco; y cada día veía pequeños milagros. Por las noches entregaba la comida que habíamos preparado a los niños que aguardaban formando una larga cola junto al pantano. Recitaba en silencio una sencilla oración: «Que no se acabe la comida antes de que finalice la cola, solo por hoy», pues imagina el dolor que habría sentido si mi cacerola estuviera vacía y tuviera delante a un niño hambriento. ¿Cómo habría podido mirarle a los ojos y decirle: «Hermano, no queda nada»? Pero, gracias a Dios, mi cacerola nunca se vació antes de que todos los niños hubieran recibido su ración.

Un día regresaba a casa con la cacerola vacía y el corazón inundado de un profundo alborozo.

Mi padre me pidió que fuera al templo y me dijo:
—Hijo, ha llegado el momento.

SAMADHI
EJERCICIO DE MEDITACIÓN

Siéntate en una postura cómoda, relájate y cierra los ojos. Visualiza una luz dorada en tu coronilla. Imagina que la luz desciende de la cabeza al corazón y de ahí a las plantas de los pies. A continuación, visualiza la luz ascendiendo de los pies al estómago, al corazón y, de nuevo, a la parte superior de la cabeza.

Repite el proceso tres veces.

CAPÍTULO 9

Sobrehumano

मोहावरणात्सिद्धिः

Los poderes sobrenaturales son un velo creado por la ilusión.

Ya he descrito lo que sucede cuando nacemos. Antes de nacer estamos integrados con Dios. Entonces, nos arrancan de esa región maravillosa y despertamos en esta tierra, llorando de pura desolación.

Un monje de Rajastán me contó una versión distinta de esta historia.

—Durante el proceso del nacimiento, el niño es arrancado con violencia de la tranquilidad del útero materno y sumergido en este mundo, que debe de parecerle un lugar de inmensa confusión. En medio de esa agitación, el bebé, por instinto, busca consuelo en el seno materno, donde vuelve a encontrar la calma. Así, el niño se entrega a su madre y descansa en un estado de paz.

A lo largo de la vida, me explicó el monje, según aumenta la distancia entre el niño y la madre, muchas cosas cambian. Lo que siempre permanece es la tendencia a buscar la paz a través de la entrega. Podemos rendirnos a las relaciones o al trabajo, entregándonos por completo. Podemos rendirnos al entretenimiento, a los aparatos electrónicos o a las sustancias, tratando de encontrar la paz en el fondo de una botella. Sin embargo, sea cual sea nuestro lugar de rendición, nunca más experimentamos la calma que un día disfrutamos en los brazos de nuestra madre.

—La rendición forma parte de nuestra naturaleza. Y en ella hallamos sosiego —me dijo el monje—. Un buscador espiritual no es más que una persona muy cauta y vigilante a la hora de escoger a qué se rinde. Este tipo de buscador no permite que las influencias externas dicten su camino; en cambio, busca la guía de maestros iluminados, de lo divino y de las escrituras. Y entonces efectúa una rendición consciente.

Siempre he llevado esas palabras en el corazón y he prestado mucha atención para saber si la vida me empujaba a una rendición consciente o inconsciente. La rendición inconsciente puede ser una forma de darse por vencido, mientras que la rendición consciente representa el camino del guerrero. En aquel momento, en Dwarka, estaba a punto de comenzar la siguiente etapa de mi viaje de aprendizaje y de experimentar lo que podía ser la rendición consciente.

Cuando mi padre me llevó al fin a una habitación para enseñarme el tercer capítulo del libro, me miró fijamente.

—Hijo —me dijo—, quiero que empieces a practicar estos mantras y sonidos *bija*.

Escudriñó mi rostro buscando cualquier indicio de duda o

pregunta. Él sabía que, si le pedía que me diera una razón para practicar los mantras, tal vez no estuviera preparado. Sin embargo, en ese momento de mi vida, gracias a la práctica del *seva*, a la gratitud y a la invocación (a todo lo que había aprendido), había experimentado un cambio. Acepté la guía de Babaji con la misma naturalidad con la que una flor acoge la luz y la lluvia del cielo. Desde esta aceptación, la flor empieza a desplegarse.

Los mantras que se practican en Occidente suelen incluir elementos poéticos, como *namasté*, que se traduce como 'saludo a la divinidad que hay en ti'. Por el contrario, los mantras *bija* carecen de glamur o poesía; solo son sonidos que se repiten una y otra vez.

Babaji y yo nos sentamos juntos en una pequeña sala. En el centro había una mesa, y sobre la mesa vi una especie de mandala llamado *yantra*, una geometría sagrada que representa a Shiva y a Shakti, lo masculino y lo femenino, el padre y la madre del universo. El *yantra* se utiliza como ayuda en la meditación y constituye una de las herramientas más importantes del monje en su camino espiritual. Mi padre había confeccionado ese a mano: debió de tardar varios días en tallarlo.

Como gurú venerado, mi padre casi siempre se sentaba en un cómodo asiento: un bonito sofá que parecía un trono y lo elevaba. Ahora estaba sentado en el suelo a mi derecha, en una esterilla de meditación de lana, igual que yo.

Empecé a recitar los mantras del libro, pensando que se trataba de un ejercicio de literatura, porque, mientras leía, Babaji me señalaba los errores de pronunciación y yo los corregía. A esas alturas ya estaba acostumbrado a sentarme a recitar los mantras durante largos periodos de tiempo, así que todo se me antojaba muy normal.

Mientras los mantras seguían brotando de mis labios, sentí algo parecido a un terremoto provocado por las energías que generaban. Una vibración recorrió mi cuerpo. Era una sensación de hormigueo, parecida a la que sientes cuando se te duerme el pie y notas como si te clavaran mil agujas según la sangre vuelve a circular. Ahora imagina esa sensación no solo en el pie, sino en todo el cuerpo. Te asalta en oleadas, así que al principio la atribuyes al hecho de llevar tanto tiempo sentado. Pero luego se convierte en un latido y te das cuenta de que se trata de algo nuevo.

Los dedos con los que sostienes el libro empiezan a temblar, como si tuvieras mucho frío. Pero tienes que mirar la página y leer los mantras. Cada vez que el gurú te corrige, el flujo se interrumpe, así que intentas que no te vuelva a corregir. A pesar de los temblores y de las mil agujas que te atraviesan la piel, tu atención sigue centrada en el libro.

Yo no acababa de entender lo que estaba pasando, pero intenté ahuyentar la confusión y mantener la concentración. Se convirtió en una tarea hercúlea: cada célula de mi cuerpo gritaba pidiendo ayuda y preguntando: «¿Qué está pasando?». Pensé: «Quizá debería tumbarme, porque el pulso es tan intenso que no sé si podré mantenerme erguido». Pero mi gurú me observaba, tenía una tarea entre manos y ya me había rendido a ella. Así que debía perseverar.

Mientras seguía leyendo los mantras, el pulso se convirtió en una convulsión muscular, un movimiento incontrolable en mi médula espinal. La parte superior del cuerpo me empezó a girar como un péndulo, ahora en el sentido de las agujas del reloj, ahora en sentido contrario. Seguía sosteniendo el libro, pero los músculos sufrían convulsiones, me temblaban los dedos y me temblaban los labios, y entonces noté otro latido. De repente, las sensaciones cesaron y todo volvió a la normalidad. Lancé un gran suspiro de alivio... y todo volvió a empezar. Los temblores, las convulsiones, los escalofríos, la rotación, pero mil veces más intensos que antes. Esta vez el espasmo no solo resultó incómodo; ahora era el dolor más espantoso que había sentido nunca. Pensé: «Estoy a punto de morir».

Justo cuando el dolor se volvía insoportable, percibí que ya no era solo yo el que temblaba: toda la habitación se sacudía y el mandala vibraba sobre la mesa. De hecho, el mandala temblaba con tanta intensidad que sus dos dimensiones se convirtieron en tres, en forma piramidal: una pirámide envuelta en energía dorada. Parecía como si se hubiera abierto un vórtice en el techo de la sala en la que estábamos sentados.

En ese momento decidí que debía levantarme. «Entregarse está muy bien —pensé—, pero no me voy a dejar morir. No me rendiré a mi destino, como la gacela se rinde al león. Me levantaré y correré o pediré ayuda». Cuando estaba a punto de despegar los ojos del libro y levantarme, el gurú me tocó la frente con el pulgar. Cuando lo hizo, fue como si una corriente eléctrica penetrara en mí. Ahora las convulsiones eran incontrolables: mis labios eran incapaces de pronunciar los mantras, aunque sentía que todo mi cuerpo tarareaba el sonido. Aunque quería parar, no podía. El pulgar de mi gurú seguía presionándome, pero mi médula espinal giraba como un péndulo cónico. Su mano giraba conmigo, como si se hubiera convertido en parte de mí, y yo no entendía cómo era capaz de moverse conmigo cuando seguía sentado a mi derecha.

Notaba la energía entrando por mi frente desde su pulgar. Sentía físicamente cómo llegaba a mi cerebro, de ahí a la médula espinal y luego latía en cada uno de los nervios de mi cuerpo. En ese instante pude sentir cada célula, cada órgano.

De repente, noté como si un cuchillo me cortara la base de la columna vertebral. Tensé todos los músculos del cuerpo y tuve la sensación de que había dejado de respirar, de que mi corazón había dejado de latir. Me sentía apresado por Sheshanaga, la cobra de mil cabezas.

Súbitamente, el gurú retiró el pulgar de mi frente y sentí que el cuchillo me abandonaba. En ese instante pude volver a respirar, pero ahora el libro me absorbía, igual que un agujero negro absorbe la luz. No se parecía a nada que hubiera experimentado antes; ni siquiera ahora tengo palabras para describir lo que estaba pasando. Era como si yo fuera un cometa que cruza el universo, pero, al mismo tiempo, atravesaba el libro hacia el vórtice del mandala. Cada vez que mi columna vertebral giraba, yo giraba a través del universo y volvía (yo soy), de nuevo por el universo y vuelta (yo soy). En cada rotación veía mil mundos, mil vidas. No vivía esas vidas, solo las presenciaba. Seguí girando, girando y girando. Y, entonces, poco a poco, todo empezó a calmarse.

Todavía notaba una enorme cantidad de energía en mi cuerpo. Por primera vez en mi vida sentía cada célula de mi organismo, cada pelo de mi cabeza, cada gota de sangre, cada cadena de ADN. Era consciente de todo. Cada vez que respiraba, notaba la energía de la respiración. Y tenía la sensación de que, a medida que giraba por el universo, a través del mandala, a través del libro, me tornaba más poderoso, más denso, como si tuviera la masa de mil soles.

La noche continuó. En cierto momento oí ladrar a Tufan y esa profunda conciencia de mí mismo sufrió una sacudida. El perro me llamaba para que hiciera mis tareas diarias. Quería moverme, pero no podía. Notaba demasiada vibración, demasiada conciencia. Presentía que mi cuerpo dependía de mi control consciente, como si fuera yo el que ordenara a mi sistema nervioso autónomo, a mi corazón y a mis pulmones que funcionaran. Pensaba que, si me movía, mi corazón se olvidaría de latir, las estrellas caerían del cielo y las leyes de la naturaleza se derrumbarían. Así que, a pesar de los ladridos de Tufan, permanecí inmóvil.

A esas alturas, la sensación de malestar se había transformado en una alegría inmensa. Ya no me sentía denso, sino cada vez más ligero. Mis músculos ya no sufrían convulsiones y estaban más relajados que jamás en mi vida. Esto era el polo opuesto del espectro. El alborozo que sentía no era una alegría sutil: quería reír como un niño, con esas carcajadas que se apoderan de ti cuando alguien se cae en una zanja y hace el ridículo. ¡El mundo entero y su caos me parecían absurdos! Entonces miré mi interior y vi las energías que habitaban en mí y comprendí lo absurdo de mi naturaleza transitoria. ¡Tenía ganas de aullar de risa! Pero era consciente de que mi gurú seguía sentado a mi derecha, así que no me reí.

—Om Shanti —dijo él cuando terminó el ciclo de mantras, quizá por enésima vez, aunque no tengo ni idea de cuántas veces lo recitamos aquella noche. Me quitó el libro de las manos. Yo me quedé allí sentado, todavía sonriendo, tratando de contener la risa.

Por el rabillo del ojo vi la mirada severa de mi gurú y tuve un poco de miedo de que me atizara una colleja. Pero se limitó a mirarme y yo permanecí sentado. Los ladridos de Tufan sonaban más fuertes, y las vacas empezaron a mugir pidiendo alimento. Yo seguía sentado. Quizá fuera el efecto de la dicha o la conmoción ante lo que había vivido, o tal vez mi cuerpo esperara obediente a que el gurú me instara a moverme.

De repente, oí su voz.

—Ishan, ve a hacer tu trabajo.

Cuando dijo eso, recuperé la conciencia y, en lugar de sentir mi cuerpo, empecé a sentir *a través* de mi cuerpo. Cobré conciencia de mis sentidos. Abrí los ojos como si hubiera despertado de un sueño profundo o de un coma. Moví los dedos, pero seguía notando el caudal de energía que fluía a través de mí.

Me incliné y toqué los pies de mi gurú. Al hacerlo, me sentí como agua. Quería derretirme, fluir y permanecer en ese instante. Pero Tufan seguía ladrando sin cesar en el exterior y sabía que tenía que levantarme. Era como estar en un mundo de ensueño, pero el sonido del maldito perro me llamaba para que volviera.

Así que me levanté. Y, tan pronto como me puse de pie, me caí. Me sentí avergonzado, porque uno debe mantener las formas ante el gurú (debe mostrarse disciplinado, respetuoso) y no quería parecer indefenso y agitado. Me incorporé de nuevo y mis piernas eran de gelatina: ya no sabía caminar.

—Ve —me ordenó mi padre—. Llegas tarde.

Me agarré a la pared y conseguí cruzar la puerta y cerrarla. Me sentía embriagado. El mundo entero giraba a gran velocidad. Sentía que, si inclinaba la cabeza hacia la izquierda, me caería hacia la izquierda. Si la inclinaba hacia la derecha, me caería hacia la derecha. Y si la inclinaba hacia delante, me caería también. Hice todo lo posible por mantenerme erguido y andar sin torcer el cuello. Parecía el Batman de George Clooney, enfundado en un traje de goma que no me permitía girar la cabeza. Caminé como si diera mis primeros pasos. Al mismo tiempo, notaba los músculos muy relajados y tenía ganas de soltar risitas.

Por fin vi a Tufan, que me miraba desconcertado por la enorme sonrisa que yo exhibía.

Esa mañana hice mis tareas lo mejor que pude, aunque me resultó complicadísimo, porque sentía que no controlaba mis músculos ni mis neuronas motoras. Pero lo conseguí. Después me quedé sentado, ya más recuperado y todavía feliz, pensando en todo lo que había presenciado, tratando de recordar con el máximo detalle los universos por los que había transitado, como si intentara recordar un sueño dentro de otro sueño.

Babaji se acercó y me dijo:

—Ahora quiero que recites estos mantras con conciencia y seriedad. Quiero que te comprometas a recitar los mantras cada día.

No se refería tan solo a que los recitara a diario, sino a una hora concreta, en un lugar determinado, con la máxima intención. Es lo que llamamos *anusthan sankalp*.

—Por supuesto, Babaji.

Incliné la cabeza con respeto.

En sus ojos vi compasión, así como una pizca de preocupación.

—Hijo, el *shaktipat* que te he ofrecido, el poder que has recibido, es la gracia de los santos Siddhas. Es la lluvia que cae sobre la tierra. Si no retienes la lluvia, el agua se filtrará por las grietas del suelo y se perderá. Si quieres retener el agua, debes hacer un esfuerzo. Debes construir una presa, crear un lago. La práctica diaria te ayudará a retener el agua; de lo contrario, solo la estarás vertiendo en una taza agujereada. Así que, dime, ¿qué vas a hacer?

Lo miré y respondí con sinceridad.

—Padre, haré la práctica durante veintiún días. Todos los días por la mañana recitaré los mantras y todas las noches recitaré los mantras.

Al ver la verdad en mis ojos, la expresión de mi padre se

suavizó. Sabía que cumpliría mi promesa y que no desperdiciaría ni una gota de la energía que me había sido concedida. ¿Por qué iba a hacerlo? Nunca había sentido un poder semejante ni tampoco tanta alegría.

A medida que pasaban los días, notaba cómo se incrementaba mi fuerza espiritual. Cada vez que meditaba, mi mente se organizaba y me ofrecía un reflejo más y más profundo y poderoso del mundo que me rodeaba. Si esparces limaduras de metal sobre una hoja de papel y acercas un imán, las limaduras se organizan dibujando un patrón concreto. Lo mismo me ocurría a mí. Antes, en Dwarka, albergaba muchos pensamientos que no comprendía y sentimientos confusos que no sabía descifrar: no había un patrón. Ahora, cuando recitaba los mantras por la noche, de repente todo cobraba sentido. El patrón se dibujaba claro y nítido. Por la mañana, cuando me despertaba y recitaba los mantras, sentía el poder del *shaktipat*. Ya no me cansaba ni me sentía consumido, como me pasaba antes. Era como si el núcleo que ahora llevaba dentro me protegiera del cansancio, del fracaso y de la ignorancia. Cada vez que recitaba los mantras, ese núcleo se activaba y, a lo largo del día, sentía una fuente inagotable e infinita de poder, potencial y energía. Me sentía sobrehumano.

Las personas de mi entorno empezaron a notar algo nuevo en mí. Me elogiaban constantemente, porque era el mejor en todo lo que hacía. Terminaba las tareas con más rapidez; asimilaba cada libro, cada aprendizaje y cada conversación con más precisión que nadie. La gente decía que yo era un prodigio divino. «Si existe alguien comparable a Babaji, ese es Ishan», decían.

Yo los oía y empecé a creérmelo. Se me había otorgado un poder sobrenatural a través de estas herramientas que ahora tenía a mi alcance. Igual que la espada Excalibur, que le daba al rey Arturo la capacidad de ganar cualquier guerra, el *shaktipat* me dio el poder de completar cualquier tarea o desafío que se me pusiera por delante.

Empecé a sufrir el espejismo de que este poder no era un don que se me había otorgado, sino algo que me había ganado. Disfrutaba infinitamente del poder y los elogios, pero no entendía que no me pertenecían. El poder divino alimentaba al lobo bueno que había en mí, pero también al lobo malo, que albergaba pensamientos de orgullo y arrogancia. Cuando abonas un campo, el abono no discrimina. Crecen los cultivos, pero también las malas hierbas.

De todos modos, fue una suerte que estuviera recibiendo tanta fuerza y divinidad, porque se avecinaba otra tormenta en mi vida. Y, sin este núcleo de poder, no creo que hubiera sido capaz de superarla.

SAMADHI
EJERCICIO DE MEDITACIÓN

Siéntate en una postura cómoda, relaja el cuerpo y cierra los ojos. Concéntrate en la respiración mientras inspiras y espiras con suavidad. Deja que el cuerpo se relaje todavía más y acepta cualquier sensación que surja. Observa cómo cambia tu respiración en función de tus sensaciones y limítate a observar.

CAPÍTULO 10

El globo atado al dedo gordo del pie

अविद्यास्मिता राग द्वेषाभिनिवेशः क्लेषाः।

Los cinco obstáculos son: la ignorancia, el egoísmo, el apego, el odio y aferrarse a la vida corporal.

Había una vez un hombre que viajaba por los márgenes de una frondosa selva. La noche lo sorprendió en pleno viaje. Como le daba miedo pasar la noche en medio de la naturaleza, sintió un gran alivio cuando encontró una posada. Al entrar, descubrió sorprendido que el hostal consistía en un dormitorio en el que dormía un centenar de personas. El hombre miró la sala con perplejidad.

Un monje se acercó al caballero y le preguntó:

—¿Por qué estás tan preocupado?

El hombre respondió:

—Nunca he dormido rodeado de cien personas. ¿Qué pasa si me pierdo entre tanta gente? Cuando me despierte por la mañana, ¿cómo sabré cuál de esas personas soy yo?

El monje respondió sonriendo:

—Se me ocurre una solución. Toma este globo y átatelo al dedo gordo del pie. Por la mañana, busca a alguien con un globo atado al pie y sabrás que eres tú.

Feliz con la solución, el hombre se ató el globo al dedo gordo del pie y se durmió. Sin embargo, durante la noche, el monje quiso gastarle una broma. Se acercó sigilosamente, le desató el globo y lo ató al pie de otra persona.

Por la mañana, el hombre se despertó, buscó el globo y se echó a llorar.

La gente se acercó a preguntarle:

—¿Por qué lloras?

—Porque aquel hombre que lleva el globo atado al dedo gordo del pie soy yo. Eso lo sé con certeza —respondió angustiado. Y entonces siguió llorando aún más desconsoladamente—. Pero, si ese tipo soy yo, ¿yo quién soy?

En aquella época no terminaba de entender esta historia, pero ahora la comprendo: tendemos a aferrarnos a las cualidades, a las actitudes y a los cometidos que creemos que nos definen. Como dice el sutra que abre este capítulo, «los cinco obstáculos son: la ignorancia, el egoísmo, el apego, el odio y aferrarse a la vida corporal». El no saber quiénes somos provoca *avidya*: 'desconocimiento del yo'. Ese desconocimiento genera *asmita*, que significa 'egoísmo o falso sentido del yo'. El egoísmo desemboca en *raga*, 'apego a las personas que afianzan nuestro falso sentido del yo', y en *dvesha*, 'odio hacia aquellas personas que desafían a nuestro ego'. Todo ello conduce al *abhinivesh*: la tendencia a aferrarse a la vida corporal, porque tememos a la muerte, que no es otra cosa que la muerte del ego.

El ego es el hombre con el globo atado al dedo gordo del pie. Como no hemos respondido a la pregunta «¿quién soy yo?», nos aferramos a la falacia de que el hombre del globo debo de ser yo. Los globos con los que nos identificamos incluyen los logros, la apariencia, la profesión, el estatus de nuestra familia, la religión, la riqueza. Nos aferramos a todo aquello que nos define.

Pero, tarde o temprano, el globo estalla.

Mi globo era el *shaktipat*: la conexión con la energía divina del universo que se me había concedido. Ahora que estaba conectado a esa energía, podía meditar durante más tiempo. Mis experiencias espirituales eran asombrosas. Empecé a creer que aquellas maravillas se debían a mi propia virtud y, al creerlo, comencé a alimentar al *manasaputra* que ya vivía en mí.

Verás, cuando vivía en el monasterio, sufría lo que yo llamo «ego heredado». Era consciente de la gran admiración que despertaba mi padre. ¿Cómo no serlo? Era el monje de mayor rango, el que fue instruido por Swami Jagannath en persona, el maestro del antiguo linaje Shiv Yog. Y todo el mundo sabía que yo era el hijo del maestro. Saltaba a la vista por su manera de tratarme. Me exigían mucho en las prácticas, pero no tanto como a los demás niños. Me presionaban durante las clases, pero no tanto como al resto. En algún momento desarrollé un ego que me decía: «Eres mejor que todos los demás».

El ego es el mayor veneno en el camino espiritual. Desde el momento en que empiezas a creerte superior, estás en grave peligro. Al principio de mi vida, mi ego solo era la idea de que yo era grande por ser el hijo de mi padre. Pero, después de recibir el *shaktipat*, empecé a oír que otras personas decían: «Este chico está destinado a la grandeza». Dominaba cualquier arte o habilidad que me enseñaran. Mientras otros se esforzaban, mi trabajo siempre daba fruto.

A medida que la gente empezaba a elogiarme, desarrollé

una mentalidad de «nosotros frente a ellos», según la cual yo, junto con los santos Siddhas, tenía que lidiar con la incompetencia, la negatividad y la desgracia del resto del mundo. Los santos Siddhas y yo teníamos que cargar el peso de la tierra sobre nuestros hombros, y yo era muy afortunado, porque mi espalda era fuerte y podía soportar ese peso. Así lo veía yo.

Entonces, un día, un profesor de música llegó a Dwarka. Keshav tocaba la guitarra y la batería. Era un maestro de música occidental y Bollywood, y mi padre le dio la bienvenida.

—¿Por qué no enseñas a los niños a cantar al estilo de Bollywood? Quizá puedan emplearlo para crear algún *bhayan* [música devocional] que atraiga a la generación actual.

Cuando el *shaktipat* fluye a través de tu ser, tu cerebro percibe los patrones de forma diferente: los reconoce con mayor claridad. Por eso, cuando Keshav empezó a enseñarnos el nuevo estilo musical, aprendí cada nota, cada canción, a la primera. Keshav venía del mundo de Bollywood, donde había artistas y competencia, recompensas y envidias, y sabía que yo era el hijo del gurú. Así que no dejaba de elogiarme, ante todo por conveniencia.

En el *ashram* había otro chico que se unió al monasterio siendo mayor que los demás. Había sufrido experiencias traumáticas y sus heridas no habían sanado, pero le apasionaba aprender. Por desgracia, no tenía talento para la música. Keshav se percató de que era el peor alumno y empezó a dirigirle un insulto hindi que literalmente significa 'pariente de una oveja'. El balido de la oveja es fuerte y grosero, así que ese nombre se consideraba una gran ofensa. Cuando Keshav se burlaba de ese otro chico, yo me unía y Keshav se reía. Vi al pobre chico bajar la cabeza avergonzado mientras yo lo insultaba. Después de eso, nunca volví a verlo en la clase de música.

Yo no lo sabía, pero mi padre estaba cerca y presenció todo el incidente.

Percibió el ego que se estaba apoderando de mí. Podría haberme advertido, pero no habría funcionado. Ves a alguien caminando por un sendero y te das cuenta de que está a punto de caer en un hoyo. Si le gritas para advertirlo, esa persona te mirará con recelo, pensando: «¿Por qué me impide avanzar?, ¿qué me está ocultando?». La persona empieza a pensar que eres tú el egoísta, que no quieres que sea mejor. Como diría mi padre: «A veces, una persona necesita caer en un hoyo y encontrar la manera de salir para poder alcanzar la liberación». Él veía el ego en mí y sabía que tenía que aprender la lección. Como un águila que empuja a su polluelo fuera del nido, aunque el polluelo caerá muchas veces antes de aprender a volar, un día Babaji me empujó.

Durante mucho tiempo, mi madre le había pedido a mi padre que me enviara a una escuela occidental; poco después de aquel incidente Babaji accedió, quizá pensando que ese sería un punto de inflexión que acabaría de pulirme en mi camino espiritual. O tal vez pensó que estar rodeado de tantos niños sería una lección de humildad.

A los trece años, cuando estaba en octavo curso, me enviaron a una escuela occidental. Al principio estaba emocionado. Esperaba que todas las personas ajenas al monasterio fueran como Suzie y Barbara, las cazadoras de *sanjeevani*, curiosas y abiertas, y que yo pudiera ayudarlas a encontrar el néctar de la inmortalidad. No tardé mucho en darme cuenta de que para los demás niños yo no era más que un bicho raro, y eso no me gustó. Solo era un chiquillo y mi desarrollo espiritual no estaba tan avanzado como para que me sintiera cómodo en mi piel. Así que aprendí a ocultar mi verdadero yo. Como Pinocho, fingía ser un niño de verdad, como los demás. Hablaban de cosas como coches, supermodelos o las Tortugas Ninja Mutantes, y yo sonreía y asentía, aunque no tenía ni idea de a qué se referían.

Los demás alumnos tenían preocupaciones que yo no entendía. Algunos procedían de hogares rotos y estaban deprimidos. Cuando llegaban los exámenes, otros se ponían nerviosos y se sentían abrumados. A veces intentaba ayudarlos y compartir con ellos lo que había aprendido en el monasterio, pero los niños pueden ser crueles. Más de una vez me acosaron por ser distinto a los demás. Así que aprendí a guardar silencio.

El ego (sus dos vertientes) nos enseña a censurarnos. Por *raga*, cambiamos de comportamiento para obtener más elogios de las personas que nos aprecian; y por *dvesha*, cambiamos de comportamiento para rechazar a las personas que nos desafían. Aprendí a ocultar todo lo que había aprendido en el monasterio porque me di cuenta de que no eran cosas que cautivaran a los demás. Las chicas de mi edad admiraban a los muchachos mayores que tenían coche o bebían y salían de fiesta, y yo era un chico dulce e ingenuo que solo pensaba en meditar.

A los profesores les caía bien porque trataba de complacerlos, algo que suponía un soplo de aire fresco para ellos. Pero los adolescentes notan las diferencias y no eran amables conmigo. Sin embargo, el acoso terminó cuando empecé a participar en las actividades extracurriculares de la escuela. Gracias a mi formación en el monasterio, poseía habilidades especiales que los demás estudiantes no tenían. No solo en mi mente, sino también en la realidad: habilidades como cantar, contar historias y las artes marciales, que formaban parte del plan de estudios básico del monasterio. En mi nueva escuela me apunté a artes marciales, algo del todo injusto: yo llevaba practicándolas toda mi vida, durante horas y horas cada día, mientras que para los demás niños solo era otra actividad extracurricular. El caso es que había encontrado algo en lo que destacaba, algo que los demás podían valorar. Empecé a jugar al fútbol, a participar en debates y a contar historias; y todo se me daba bien.

Cada día, en el colegio, me entregaban un globo nuevo, una nueva identidad a la que aferrarme. «Oh, el nuevo es el mejor en los debates»: un nuevo globo atado al dedo gordo del pie. «Este chico es un fenómeno en artes marciales»: otro globo en el dedo del pie. «Las chicas lo admiran»: un globo más. Cuanto más me identificaba con este *yo* falso, más fuerte se hacía el *manasaputra* y más me alejaba de mi naturaleza divina. El flujo del *shaktipat*, que debía impulsarme a un destino divino, era tan poderoso que yo pasaba de largo ese destino para alcanzar la región del *avidya*, del ego.

En lugar de aplastar mi ego como esperaba mi padre, mi experiencia en la escuela occidental ejerció el efecto contrario. En el monasterio había una regla que prohibía presumir de lo que habíamos aprendido. Aquí yo podía comportarme como un pavo real y alardear de mis brillantes plumas para obtener elogios. Recibir ese tipo de atención por primera vez en mi vida fue mi criptonita: la atención de las chicas a las que quería impresionar, la atención de los otros chicos, que me parecían tan sofisticados... Era el tipo de complacencia terrenal a la que aspira todo adolescente.

La gratificación instantánea y la aprobación de los demás pueden ser enemigos de la inmortalidad.

Una cosa es ser mejor que los demás y otra muy distinta es mirar a todo el mundo por encima del hombro. Y eso hacía yo. Mi ego no paraba de crecer. Toda esa fama y esos elogios hicieron estragos en mi mente. A decir verdad, me estaba volviendo un tanto odioso y mis prioridades empezaron a cambiar. En el monasterio, toda gratificación queda aplazada. Hay que trabajar duro y durante mucho tiempo para obtener la recompensa, por así decirlo: la divinidad.

Seducido por la gratificación inmediata y el apego a este falso yo, cada día me consideraba más maravilloso porque cada día tenía más globos que atar. La sensación de «nosotros frente a ellos» no dejaba de aumentar: tal como yo lo veía, a un lado estábamos los santos Siddhas y yo, y al otro, el mundo entero. Pero, si todo mi sentido del yo que se basaba en *avidya* y *avidya* no eran sino globos, esos globos tenían que estallar.

SAMADHI
EJERCICIO DE MEDITACIÓN

Siéntate en una posición cómoda, relaja el cuerpo y cierra los ojos.

Medita sobre las tres partes de la respiración: inspiración, retención y espiración.

Adopta una respiración profunda y potente, manteniendo un ritmo suave, y deja que te guíe hacia un estado de *samadhi.*

CAPÍTULO 11

Beber el veneno del ego

पुरुष बली नहीं होत हैं, समय होत बलवान।
भीलन लूटी गोपिका, वहीं अर्जुन वहीं बाण।

El hombre no es poderoso; el tiempo es poderoso.
Aunque Arjuna estaba allí con sus flechas, los bandidos secuestraron a las mujeres.

Un grupo de jóvenes monjes recita mantras a voz en cuello. Han hecho una apuesta: ¿quién será capaz de proyectar su mantra más lejos?

Mientras siguen gritando, el gurú se acerca y les pregunta:

—¿A qué viene tanto ruido?

—Hemos hecho una apuesta. Gana el que envíe su mantra más lejos que los demás —responde uno de los alumnos.

El gurú se ríe a carcajadas y dice:

—Ah, pues tendréis que superar a Bhagwan Dakshinamurti. Sus mantras han viajado muy lejos.

—¿Hasta dónde han llegado sus mantras? —pregunta otro discípulo.

El gurú responde:

—A veinte mil años de distancia.

Cada vez que cantamos una canción, escribimos un poema o recitamos un mantra, los proyectamos lejos. ¿Adónde llegan? ¿Viajan por el espacio? ¿O viajan en el tiempo, como un salvavidas atado a una cuerda que le lanzamos a alguien que se ahoga en el caos de la vida para que pueda recuperar las fuerzas y volver a la orilla? El poder divino de ciertas palabras puede abarcar siglos, e incluso milenios, para ofrecernos un salvavidas en el presente.

Nunca entendí realmente este concepto hasta que me ocurrió una gran desgracia. No sabía que en mi momento de máxima necesidad tendría que recurrir a la fuerza de todas las canciones de grandes maestros que se han entonado jamás. En Dwarka, había aprendido a conectar con los mantras y las enseñanzas, que son las canciones de los maestros. Pero hay una diferencia entre saber y actuar. ¿Qué pasa si tenemos todo el conocimiento del mundo y no actuamos en consecuencia? ¿Qué pasa si nuestro ego no nos permite confiar en nuestra propia intuición y energía? ¿Qué pasa si nuestro ego nos oculta la verdad más evidente?

En una aldea remota vivía un hombre conocido por ser un gran devoto del dios Shiva. Un día, las aguas rodearon la aldea. Viendo que el nivel del agua no paraba de aumentar, el hombre miró al cielo y rezó:

—¡Señor Shiva, ven a salvarme!

Los vecinos respiraron aliviados.

—Ese hombre tan devoto ha invocado al dios Shiva. Seguro que vendrá.

Shiva no apareció, pero se acercó un hombre en un bote, que gritó:

—¡Salvaos, subid a mi barca!

Muchas personas saltaron al bote, pero el devoto no quiso hacerlo.

—El señor Shiva me rescatará.

Algunos de los aldeanos se quedaron con él, creyendo que un hombre tan devoto no podía estar equivocado.

En ese momento, un helicóptero sobrevoló la zona y lanzó una escalera.

—¡Subid, hemos venido a rescataros! —gritó una voz desde el helicóptero.

Las gentes que quedaban subieron por la escalera. Todos, menos el gran devoto.

—No, el señor Shiva me salvará.

Sus vecinos pensaron: «Bueno, seguro que el señor Shiva vendrá si lo ha llamado este hombre tan devoto».

El nivel del agua no dejaba de subir y el hombre seguía reclamando la presencia de Shiva. Pero el dios no acudió y el hombre, finalmente, se ahogó. Cuando su alma se reunió con Shiva, el devoto le preguntó de inmediato:

—¿Por qué no viniste a salvarme?

El señor Shiva lo miró con perplejidad.

—Pero si te mandé un bote y luego un helicóptero...

El ego no nos permite ver lo que es obvio. En su libro *El valor del miedo*, Gavin de Becker escribió: «Tu intuición existe, en parte, para mantenerte a salvo: para que te des cuenta de que algo no va bien y te alejes del peligro». Pero el *avidya*, el ego, esconde un truco bajo la manga: habla en un tono tan alto que ahoga la voz de la intuición. Y la triste realidad es que, cuando somos jóvenes, oímos perfectamente la voz de la intuición, pero las personas que nos rodean, las que tienen autoridad sobre nosotros, nos reprenden diciendo: «No, olvida tu voz interior. Haznos caso a nosotros».

Poco a poco, el niño aprende a ignorar su voz interior. Y, así, cuando el *avidya* empieza a hablar y nos insta a buscar la satisfacción del ego, la mente consciente lo escucha, porque toda su vida le han enseñado a desoír lo que dice la intuición.

Cuando recibí la energía del *shaktipat*, me dediqué a manipularla y a utilizarla para satisfacer mis propias necesidades en lugar de fluir con ella. Cuantos más globos coleccionaba, más crecía mi falsa identidad y más ganas tenía de emplear esa energía para satisfacer mis deseos.

Hay muy pocos relatos de personas que ganan la lotería y consiguen hacer grandes cosas. Hay muy pocos actores infantiles que se hagan famosos de la noche a la mañana y sean capaces de digerir la fama de manera saludable. ¿Qué sucede cuando recibes tanta energía divina de una sola vez? Pues que, en lugar de seguir explorando el *shaktipat*, te propones controlarlo. Y en ese momento sucede algo trascendente. Porque antes de recibir el néctar de la inmortalidad hay un veneno que se debe absorber y superar.

Ya he hablado de los dioses que obtuvieron la *amrita*, el néctar de la inmortalidad, batiendo el océano. Pero, antes de que aparezca la maravillosa sustancia, surge el veneno más poderoso del universo: el *halalhala vish*. La *amrita* es capaz de dar vida a cualquier cosa, mientras que el *halalhala vish* ejerce el efecto opuesto. Es algo así como la antivida. Así que, cuando los seres divinos estaban batiendo el océano, esperando que apareciera la *amrita*, emergió el *vish*. Al ver ese veneno, todo el universo y los seres vivos que lo habitaban fueron presas del terror. No sabían qué hacer, así que se quedaron paralizados. Inmóviles y aterrados, rezaron al señor Shiva. Al oír sus plegarias, el señor Shiva apareció. Vio el *halalhala vish* y supo que, si se tragaba ese veneno, incluso él se desintegraría. Así que el señor Shiva bebió el veneno para salvar a todo el universo. Pero no se lo tragó: lo retuvo en la garganta. Por eso la garganta de Shiva es azul. De hecho, uno de sus muchos nombres es Nilakanta, que significa 'garganta azul'.

De esta historia podemos aprender tres cosas. La primera es que, para encontrar algo bueno, primero debemos afrontar el veneno. Sucede en todos los casos: si quieres ser médico, para obtener la recompensa que supone el título tendrás que soportar el veneno del sacrificio, el estudio, el trabajo duro y la perseverancia. Si no bebemos *vish*, no hay *amrita*.

La segunda lección es que, en el momento en que aparece el *vish*, nos quedamos paralizados. Yo mismo lo experimenté cuando era joven. Un día, mientras estaba caminando por un paraje natural, lejos de la civilización, advertí movimiento entre los arbustos. De repente, apareció un oso en el camino. Al ver al oso y sus tremendas garras, me quedé petrificado. El pánico me sumió en un estado catatónico y me olvidé de todo. Olvidé los mantras. Olvidé las artes marciales. Olvidé dónde estaba. Ahora que lo pienso, ¡puede que olvidase incluso mi nombre! Lo único que recordaba era mi conexión con la divinidad, así que recé: «Sálvame». Esa pequeña oración me otorgó un mínimo impulso, tan solo el que necesitaba para alejarme del oso y escapar.

Y esa es la tercera lección de la historia: la fuerza divina nos permite burlar el peligro, desconectarnos de todas las demás voces y conectarnos con la *amrita*. En mi caso, lo logré a través de la oración. Y así es como funciona ante el *halalhala vish*: cuando todos los caminos parecen cerrados, volvemos a la divinidad a la que estamos conectados, una divinidad que conocemos, una divinidad que nos proporcionará la fuerza que necesitamos para eludir el peligro.

Era un día normal y corriente cuando experimenté el *vish* de mi propio océano agitado. Después de asistir a la escuela occidental durante unos años, había regresado a Dwarka. Aquel día, un grupo de artes marciales iba a actuar en nuestro barrio y yo solía practicar con ese mismo grupo en mi escuela. El entrenador se acercó.

—Hoy tenemos una actuación y uno de los acróbatas no puede venir. ¿Nos ayudarías?

Una voz interior, en lo más profundo de mi ser, me advertía: «No, no deberías participar en eso». Pero mi ego era más fuerte y me decía: «Hazlo». El *avidya* siempre busca alimento para su vanidad, así que decidí no escuchar a mi voz interior, que me decía y me repetía que no lo hiciera.

—¡Pues claro que sí! —le dije al entrenador, verbalizando las palabras que mi ego me estaba soplando—. Solo dígame lo que tengo que hacer, por favor.

Para este número, uno de los artistas se tumbaba junto a un artilugio hecho de ladrillos y un pequeño vehículo pasaba por encima de él y del artista. El mecanismo estaba fabricado de tal modo que, aunque el público no se diera cuenta, la mayor parte del peso del vehículo recaía sobre los ladrillos para no dañar al acróbata.

En la India, en aquella época, no existían normas de seguridad. Podíamos hacer cualquier acrobacia loca que se nos ocurriera. Miré el artilugio. Escuché al entrenador mientras me explicaba el número y dije:

—Sí, creo que puedo hacerlo.

Pensaba en lo bien que me sentiría cuando la gente estallara en aplausos. A pesar de todo lo que había aprendido y alcanzado, en lo más profundo de mi ser seguía albergando un deseo de aprobación.

Prepararon la acrobacia y yo me tumbé en mi sitio, imaginando las ovaciones que recibiría muy pronto. El vehículo entró en el artilugio y oí un crujido. El mecanismo se rompió y todo el peso del vehículo cayó sobre mí.

Recuerdo el dolor: esa clase de dolor agudo que te rompe en pedazos por más que intentes soportarlo. Esa clase de dolor que te desborda como una inundación. Noté cómo se acercaba y crecía, cómo aumentaba y, de golpe y porrazo, estallaba como una gran ola. Tras eso, me sumí en la oscuridad.

Cuando desperté, volvía a estar en el *ashram* y los alumnos que rodeaban mi cama me dijeron que estaba herido. Mientras escuchaba y miraba todos esos rostros preocupados, noté un sabor amargo en la boca. Moví los dedos, giré el cuello, encogí los hombros... y me percaté de que no podía mover las rodillas ni los tobillos. El *vish* estaba en mi garganta: no había terminado conmigo, pero me había incapacitado. Tenía las piernas paralizadas.

En Dwarka no teníamos recursos para acudir a un gran hospital con máquinas de resonancia magnética y escáneres. Tuvimos que apañarnos con los médicos que había y con unos cuantos consejos improvisados. El accidente parecía muy grave y supusieron que me había roto algunas vértebras de la espalda. Si recuperaba la sensibilidad en las piernas, el camino hacia la recuperación sería muy muy largo. Sin embargo, con una rehabilitación rigurosa, tal vez podría recuperar la movilidad.

En medio de aquella vorágine (el rugido de los aviones, el silbido de los trenes, el claxon de los coches y todos los ruidos del pueblo) reinaba un silencio absoluto en mi interior. Sentado en mi silla, incapaz de moverme, me di cuenta de que algo había cambiado.

Babaji vino a verme y yo lo miré con desesperación.

—No siento nada —le dije.

—¿No notas las piernas? —me preguntó con un rostro inundado de compasión.

—¡No! Ya no siento la Shakti del *shaktipat.* Sé que esta Shakti es la *sanjeevani* que puede curarme. ¿Por qué no la noto cuando más la necesito? Antes la sentía en cada célula de mi cuerpo. ¿Por qué ya no puedo sentirla?

Una sonrisa se dibujó en el rostro de Babaji.

—¿Estás más preocupado por el *shaktipat* que por tus piernas?

No supe qué responder, así que aparté la mirada para que no viera la ira en mi cara. Pero mi padre la percibía de todos modos.

—Hijo, te conecté con la energía divina del universo. Se suponía que debías fluir con ella. No debías dirigirla, debías dejar que ella te guiara. Se suponía que debías seguirla hasta que te llevara a tu verdadera naturaleza. En cambio, intentaste controlarla, intentaste que hiciera tu voluntad. Por eso la Shakti ha vuelto a dormirse.

—Padre, ¿cómo puedo despertarla de nuevo? ¿Cómo recupero mi poder?

—¿Por qué quieres recuperar tu poder?

—Mis amigos, el grupo de artes marciales, los maestros, la gente de Dwarka, incluso las vacas..., ¡todos me necesitan! Dependen de mí. Esperan lo mejor de mí. Te lo suplico, por favor, despierta la energía para que pueda curarme.

Babaji me miró y dijo:

—Hijo, te has alejado mucho de la verdad. ¿Qué crees? ¿Que si el gallo no canta no sale el sol? El mundo aprenderá a vivir sin ti; tus amigos seguirán adelante. Y Shakti no es una marioneta que baila al son que tú tocas. Antes de despertar a Shakti, antes de sanar, debes profundizar y escuchar las canciones de los maestros, la voz de tu alma.

A pesar de todo, yo seguía angustiado.

—Por favor, te lo suplico, devuélveme el *shaktipat* —volví a suplicar.

—Hijo, te he dado todo lo que he podido. Y lo que te he dado no se ha perdido, solo permanece oculto. Ahora debes encontrarlo. Debes sumergirte en lo más profundo del océano y encontrar tu *amrita.* Una vez que tu cuerpo esté curado y tú estés preparado, Shakti despertará.

Por fin me invadió una sensación de calma. Babaji había dicho: «Una vez que estés curado». Él era un Siddha y, si él lo decía, sucedería. Solo era cuestión de tiempo.

Medité sobre sus palabras, escuché mi voz interior, profundicé en mí mismo. Y me sorprendí formulándome una pregunta, mientras veía mi cuerpo destrozado sentado en la silla con un globo atado al dedo gordo del pie. «Si ese soy yo, ¿yo quién soy?».

Había dedicado mucho tiempo a dominar la mente; había llegado el momento de dominar el cuerpo.

Pero eso vendría más tarde. De momento, era hora de escuchar las canciones.

SAMADHI
EJERCICIO DE MEDITACIÓN

Respiración Shiv Yog:

Siéntate en una postura cómoda, relaja el cuerpo y concéntrate en la respiración.

Respira de manera consciente y profunda por la nariz, de forma continua y audible para ti.

Elimina las pausas entre inspiración y espiración.

Medita el sonido de tu respiración mientras respiras a un ritmo constante y cómodo.

Deja que la respiración te guíe hacia *samadhi*.

TERCERA PARTE

Dominar el cuerpo

Lucknow

CAPÍTULO 12

El *prana* en acción

ते प्रतिप्रसवहेयाः सूक्ष्मः।

En sus formas sutiles, los bloqueos energéticos se pueden deshacer resolviendo aquello que los originó.

Estaba sentado en un autobús que avanzaba serpenteando de pueblo en pueblo. Por los altavoces del autobús sonaba *Jeevan Ke Safar Mein Rahi*, una canción clásica de Bollywood que reflexiona sobre el viaje de la vida y sus desafíos. La canción dice que, mientras recorremos el camino de la existencia, conocemos a grandes amigos solo para perderlos. Luego, cuando estás solo, recuerdas a tus amigos y recuerdas la pérdida, y sientes un gran dolor.

Ese día la canción no podía ser más apropiada, ya que los recuerdos y las emociones inundaban mi corazón. Pensé en el *ashram* de Rajastán, que había conocido y perdido, en el de Dwarka, que había conocido y perdido, en el *shaktipat*, que había conocido y perdido.

Ahora mi camino me llevaba a Lucknow, en Uttar Pradesh. Mi último recuerdo antes de abandonar Dwarka era mi madre diciéndole a mi padre:

—¿Por qué envías a Ishan tan lejos? Está herido. Necesita ayuda.

Y mi padre respondiendo:

—La ayuda que necesita la encontrará en el camino que acaba de emprender. Tengo un plan para él. Confía en mí.

Esa conversación me llevó a un nuevo *ashram* que mi padre estaba construyendo en Lucknow, en el remoto corazón de la India.

En aquel momento, yo no podía entender por qué mi padre sentía predilección por los pantanos. Mirando atrás, comprendo que le gustaban porque buscaba gangas: seguro que era pobre como una rata y los terrenos pantanosos se podían comprar por nada. Al igual que Dwarka, nuestra tierra en Lucknow era un pantano, aunque de otro tipo. En Dwarka, la gente tiraba la basura; en Lucknow, las bandas locales tiraban los cadáveres.

Nuestros intentos por recuperar esta tierra desolada habían sido inútiles. Cubrirla con tierra para nivelar el pantano no dio resultado. Su esencia pantanosa persistía; si cavabas el más mínimo agujero, se llenaba de agua. Peor aún: la zona estaba plagada de serpientes (constrictoras, cobras, víboras) y te topabas con los reptiles a diario.

La calidad del suelo, inadecuada para la construcción, imponía estructuras modestas y de baja altura. Nuestro edificio más importante era un templo dedicado a Mahakaal, el infinito, que constituía el centro de nuestro humilde enclave. Estaba rodeado de jardines verdeantes y exuberante vegetación, donde los monjes cultivaban las hierbas medicinales necesarias para la medicina ayurvédica. Alrededor del templo de Mahakaal había círculos de *shivling*, cada uno de una piedra preciosa distinta, que representaban diferentes aspectos del dios Shiva. Cada *shivling* simboliza asimismo una dimensión: el cielo, el infierno y demás. A medida que dominábamos cada dimensión con nuestras prácticas, teníamos que atravesar todos esos círculos hasta llegar al Mahakaal, situado en el centro.

Permite que te hable un poco más del Mahakaal, que es otro aspecto de Shiva. A diferencia de la imagen fiera y tremenda que a menudo se asocia con Shiva, Mahakaal irradia tranquilidad y simboliza la esencia eterna del propio tiempo. Representado en el arte como una figura de serena contemplación, Mahakaal es venerado como el guardián del ciclo cósmico de la creación, la preservación y la destrucción. Su postura meditativa y su expresión beatífica sugieren una profunda comprensión de la intrincada danza de la existencia.

Cerca de la puerta de entrada había un albergue con unas pocas habitaciones donde podían alojarse los profesores y visitantes, así como una sala de terapia. Este edificio constituía una de las esquinas del complejo, que estaba diseñado en forma de cuadrado. En la parte inferior del recinto, las vacas pastaban tranquilamente en un cobertizo, mientras que en la esquina derecha estaba mi solaz: la pequeña cabaña que me habían asignado. Allí me resguardaba tras un muro de vegetación, como un trol que vive en el bosque y solo asoma de vez en cuando.

Cuando llegué a Lucknow, la emoción más intensa que sentí fue alegría. Alegría porque, por primera vez en mi vida, tenía una cama. ¡Mi propia cama! Un lecho es algo que los niños del monasterio nunca tienen, porque duermen todos juntos. El concepto mismo de *dormitorio* no existe. Los niños dormíamos en uno de los salones; si había algún evento importante, nos expulsaban y teníamos que buscar otro lugar donde tender nuestra esterilla. Y, cuando esa zona se inundaba, nos tocaba trasladarnos de nuevo. Antes de Lucknow, nunca había tenido una cama propia en la que pudiera dormir todas las noches. Ni siquiera tenía una silla, aunque ahora tenía una de ruedas y, al menos, ¡era solo mía! Tampoco me habían servido nunca la comida, porque tenías que ir a buscarla. Cada día era una carrera: había que darse prisa con las tareas para poder apresurarse adonde se repartía la comida. Si llegabas tarde, te perdías los platos más sabrosos. Cuanto más tarde llegabas, más triste era la ración.

Los primeros días que pasé en Lucknow experimenté una mezcla de emociones. Me trataban como a alguien especial y eso me confundía. Al mismo tiempo, estaba contento porque tenía una cama, una silla. Y también disfrutaba de cierta sensación de paz, porque había pasado mucho tiempo con los mantras y las prácticas en Dwarka.

Una de las emociones que arrastraba era el sentimiento de culpa, una pesada carga que llevaba en el corazón. La culpa y la vergüenza de haber tenido tanto poder y haberlo empleado tan mal. Repasaba mentalmente todo lo que pude hacer distinto para evitar esta situación. Al volver la vista atrás, todos mis errores se me antojaban imperdonables. Lo veía todo con claridad en el espejo retrovisor, pero en aquel entonces estaba cegado.

El único consuelo que tenía eran las enseñanzas que había recibido en Dwarka. Cuando la carga de la culpa y la vergüenza me pesaba demasiado, recurría a los mantras, a una práctica entregada del *anusthan*, y eso me aportaba paz.

Sin embargo, el pensamiento «¿cómo pude ser tan imprudente?» todavía reverberaba en mí. Tenía el corazón y la mente tan entumecidos como el cuerpo: no sentía las piernas y no sentía la Shakti del *shaktipat*. Solo podía recurrir a mis mantras. Pero el giro de los acontecimientos formaba parte de un plan divino para estabilizar mi vida; eso creo ahora.

Una vez, un monje me contó una historia de su adolescencia para mostrarme cómo superó una sensación de parálisis y encontró su divinidad al volante de una camioneta Ford. En aquella época de su vida, tenía que aprender ciertas escrituras que le parecían sumamente aburridas. Se le antojaban tan tediosas que el monje no paraba de escaparse. A las cuatro de la madrugada, cuando tocaba empezar la lección, se escondía en un espacio sagrado del *ashram* en el que estaba prohibido entrar. Allí se acomodaba y volvía a dormirse. Nadie podía entrar a buscar al joven monje, aunque supieran dónde estaba, por miedo a ser sorprendidos en ese lugar bendito.

El superior del monasterio se enteró de su comportamiento. Un día llamó al monje y le dijo:

—Ahora que empiezas a ser mayor, ¿qué te gustaría experimentar?

—Nunca he tenido un coche y no sé conducir —respondió el muchacho—. Me gustaría experimentar la sensación de conducir un coche, porque pienso que sería muy divertido.

—¿Y qué tipo de coche te gustaría conducir?

El joven monje mencionó una camioneta Ford que era muy popular en la India de aquellos tiempos por su resistencia y fiabilidad.

—De acuerdo, te compraré una camioneta Ford —accedió el gurú. A continuación, añadió—: Con una condición: tendrás que llevarme adonde yo te pida.

—Claro, ¿por qué no? —respondió el monje. «Cualquier cosa con tal de conducir un coche», pensó.

El superior del monasterio cumplió su promesa y su discípulo no cabía en sí de alegría.

—Te prometí que te llevaría. ¿Adónde quieres ir?

El gurú le indicó un trayecto que equivalía a decir: «Llévame de Nueva York a California». El maestro le estaba pidiendo literalmente que lo transportara de un extremo a otro de la India.

Una vez más, el joven monje se encogió de hombros. Siempre y cuando pudiera ponerse al volante de un coche, nada le importaba.

Iniciaron el viaje y el gurú empezó a hablar de las escrituras. El joven monje cayó en la cuenta: «¡Oh, no! ¡Ese era el plan desde el principio!». Ahora no podía huir: estaba atrapado en la camioneta y no podía hacer nada más que escuchar esas escrituras tan aburridas.

Tras miles de kilómetros, el alumno deseaba con toda su alma que el gurú terminara de una vez, pero se trataba de una escritura larga y de suma importancia. Todos los monjes recuerdan a la perfección cómo llegaron a dominar esa escritura.

—Ah, yo la dominé bajo el árbol *bodhi* —recuerda uno con cariño.

Otro dice:

—Dominé esa escritura en una gran montaña, bajo una imponente cascada.

Más adelante, cuando alguien le preguntaba al joven monje:

—¿Y tú dónde aprendiste esa escritura?

Él se veía obligado a responder:

—La dominé en una camioneta Ford, en la carretera nacional 44, en las afueras de Hyderabad.

Hay una simplicidad divina en el hecho de estar atrapado. Igual que el joven monje no pudo escapar de la camioneta, aquí, en Lucknow, yo estaba atrapado en mi cuerpo. No tenía adónde ir. Sí, cuando estaba en Dwarka estaba decidido a dominar la mente. Pero mentalmente no paraba de saltar de un sitio a otro.

Ahora sabía que tenía que adaptarme a lo que me estaba pasando. Y el primer ajuste que hice fue aceptar la idea de que «Vale, estoy atrapado aquí. Esto tiene cosas buenas y cosas malas. Las buenas son que tengo mi propia cama, algunas pertenencias y comida. Las malas son que no aporto nada de valor a la vida de los demás y no hago el buen trabajo que hacía antes». Sin el servicio, el *seva* que había formado parte de mi rutina diaria, me sentía a la deriva.

Las mentes vacías atraen a los demonios y, como no tenía gran cosa que hacer, me dedicaba a darle vueltas al pasado y a revivir mi trauma. Y, cada vez que lo hacía, el dolor y el bloqueo empeoraban.

El único lugar donde hallaba paz era sentado frente a Mahakaal, envuelto en la tranquilidad que irradiaba. Junto a Mahakaal estaba Mahakali, la madre divina. Mahakali, la energía femenina, es la fuerza motriz que materializa el potencial de Mahakaal. Juntos simbolizan el equilibrio necesario para la renovación continua del universo. Mahakali también se asocia con la fuerza destructiva: el poder absoluto e incontrolado, las fuerzas ingobernables de la naturaleza como los volcanes, los tornados y los tsunamis. Su rostro es feroz: su piel es negra, sus cuatro brazos empuñan armas y tiene cabeza de demonio. Sin embargo, cuando miraba a Mahakali, no sentía miedo. La veía como una madre.

Un día, mientras estaba allí sentado, sentí que mi padre se acercaba por detrás. Me puso la mano en el hombro y me dijo:

—Shiv, Shivanand, Shiv Yogui.

Shiv significa 'el gran poder infinito'; *Shivanand* se refiere al gurú, y Shiv Yogui es el discípulo. Esta frase representa la confianza que un discípulo debe depositar en su maestro, la seguridad de que lo lleva por el camino correcto; una confianza que tiende a tambalearse cuando la vida se complica. El discípulo que realmente confía en su gurú responderá con las mismas palabras.

Yo estaba sumido en un torbellino interno, así que, cuando mi padre dijo: «Shiv, Shivanand, Shiv Yogui», pensé: «¿Qué voy a decir?».

Lo miré y respondí:

—Shiv, Shivanand, Shiv Yogui.

Me preguntó:

—¿Confías en mí?

Me miré las piernas, volví a levantar los ojos y esbocé una sombra de sonrisa.

—Qué remedio.

Babaji se sentó delante de mí y me dijo:

—Hijo, has sido un buen discípulo desde el *shaktipat*, pero ahora deja que te hable del *prana* Shakti: la Shakti que debe fluir.

El *prana* es la energía vital que anima a todos los seres vivos. Circula por el cuerpo a través de una red de canales que no son ni del todo físicos ni del todo espirituales. Es la energía que nos mantiene vivos y, cuando deja de fluir dentro de nosotros, morimos. *Prana* Shakti es la energía vital que anima a las plantas, a los animales y a las personas. *Sanjeevani* también es energía: es el nivel más alto de la fuerza vital, la energía divina.

Mi padre señaló una imagen de Mabhadrakali, una manifestación diferente de Shakti, en la que ella aparecía de pie sobre su marido Shiva.

—¿Qué ves en esta imagen?

—Veo a Mabhadrakali y, bajo sus pies, al dios Shiva... Pobre hombre.

Mi padre me explicó:

—Aquí, Shiva representa la mente, y Mabhadrakali, las emociones. Esta imagen muestra que, cuando las emociones se vuelven destructivas, la mente se convierte en su esclava. Se torna impotente, como Shiva en esta imagen, y las emociones toman el control.

Señaló otra imagen que había allí cerca: Ma Lalita Tripura Sundari, otra manifestación de Shakti, que representa el aspecto más bello y dichoso de lo divino femenino. Ella también sometía a Shiva.

—Esta imagen muestra que, aun si las emociones son positivas, Shiva, la mente, no tiene ningún poder. Allá donde fluya tu *prana*, eso se manifestará —explicó Babaji—. Si el *prana* fluye hacia emociones destructivas como Mabhadrakali, entonces generas destrucción, lo sepas o no. Y, si el flujo se dirige hacia Ma Lalita, entonces la emoción será constructiva. El *prana* debe fluir y tú debes dominarlo.

Creí comprender lo que me decía: la energía divina siempre está fluyendo y nosotros elegimos si ese flujo nos lleva hacia lo negativo o hacia lo positivo. Asentí con la cabeza. Mi padre me miró atentamente, sopesando si estaba asimilando sus palabras y si estaba listo para más. Luego continuó.

—Todas las escrituras indias nos hablan de los *asuras*. ¿Sabes lo que son?

Asentí.

—Andhakasura era un *asura*, al igual que Ravana. En inglés los llamaríamos «demonios».

—Los *asuras* solo son personas que no han sabido dominar

el flujo del *prana* —replicó Babaji—. De hecho, los *asuras* son los más trabajadores y meditativos de todos los seres, y, gracias a su esfuerzo, complacen a Dios y alcanzan el poder. Sin embargo, dejan que las emociones negativas controlen el flujo del *prana*, por lo que la energía se convierte en una fuerza destructiva. En lugar de iluminarlos, el poder los corrompe y los consume.

Era un punto de vista distinto, pero me pareció lógico, así que asentí con la cabeza. Mi padre prosiguió:

—Hijo, tú también has recibido mucho poder gracias a tu duro trabajo. Y también dejas que las emociones negativas controlen ese poder y creen energía destructiva. Pero ahora estás listo para aprender la lección y hacer que la Shakti, la energía, fluya desde la base de la columna vertebral hasta la coronilla. Al hacerlo, dominarás el ciclo de Mahakaal, el infinito.

Mientras escuchaba, entendí los errores que había cometido y me di cuenta de que había conectado con la energía de Shakti, pero mi conciencia no se había elevado. En vez de eso, mi conciencia inferior había dirigido el poder hacia mis tendencias más elementales. Ahora vislumbraba la posibilidad de corregir mis errores.

—¿Estás dispuesto a controlar el flujo del *prana* y dominar el cuerpo? —me preguntó mi padre.

—¿A dominar medio cuerpo? —pregunté con cierta brusquedad, mirándome las piernas.

—No. Cuando domines el *prana*, controlarás todo tu cuerpo —respondió—. Para dominar el flujo de energía, tu conciencia debe elevarse. Si tu conciencia está atrapada en emociones negativas, la energía fluirá a ese tipo de emociones. Pero, si tu conciencia comienza a elevarse, ascenderá a través de la médula espinal. La conciencia, Shakti, se unirá con Shiva en la coronilla. Cuando eso ocurra, habrás dominado la Shakti.

Hizo una pausa para que asimilara la información y luego continuó.

—Igual que pude ofrecerte la Shakti como *shaktipat*, sentirás la Shakti fluyendo a través de ti.

—Babaji, ¿cómo puedo dominar el flujo del *prana*? —le pregunté.

—Primero debes conocerte a ti mismo tan profundamente como sea posible —respondió mi padre—. Para conocerte, debes fortalecer tus capacidades de conciencia y atención plena. Debes aprender a estar en el momento presente, libre del pasado y del futuro.

Se rio entre dientes.

—En realidad, te viene bien estar atrapado en una silla, porque así no tienes nada mejor que hacer que estar en el momento presente.

Pronto mi padre se marcharía y yo me quedaría allí, tratando de vivir en el aquí y en el ahora. Pero, antes de irse, me dio más instrucciones.

—En esta siguiente fase de tu viaje debes profundizar aún más en el *prati prasav* y ayudar a otras personas a hacer lo propio.

Lo miré desconcertado.

—No soy capaz ni de ayudarme a mí mismo ¿y me pides que ayude a otros con el *prati prasav*?

Una vez más, mi padre me dijo:

—Shiv, Shivanand, Shiv Yogui.

«Confía en mí».

—Shiv, Shivanand, Shiv Yogui —respondí.

Y así inicié una nueva y más profunda exploración del *prati prasav*. Quizá te guste pensar en el *prati prasav* como una forma antigua de terapia cognitiva que revela el flujo del *prana* según cambian las emociones y se modifican los patrones energéticos de las personas. Una vez más, me sumergí en las prácticas de las técnicas de control de la respiración *(prana)*, la meditación y las posturas de yoga *(asanas)*.

Mi padre contrató a un profesor para que me guiara en estos ejercicios. Lo más loco fue que el profesor no hablaba ni una palabra de los idiomas que yo conocía. Me veía obligado a escucharlo con los ojos, la nariz y el tacto, a abordar el aprendizaje de una manera nueva del todo. Esto era el *paravani*: la voz divina, la palabra que solo se recibe.

Mi maestro me ayudó a madurar de un modo que quizá no habría sido posible si hubiera hecho el trabajo con mi padre. Babaji quería que abriera mi corazón, que elevara mi conciencia, que superara los bloqueos de culpa y vergüenza que yo había creado. Cuando estaba con Babaji, a veces me daba apuro reconocer que había bloqueos dentro de mí, pero con este nuevo maestro las cosas eran distintas. A él le podía abrir el corazón, porque una parte de mí pensaba que, si no entendía mi idioma, constituía un lugar seguro para dejarme llevar.

La terapia *prati prasav* no se basa en la conversación. No se intercambian ideas ni sentimientos: la otra persona vierte sus pensamientos y emociones, y el guía se limita a orientarla sin participar. Así pues, está obligado a observar, y creo que, si mi padre me pidió que acompañara en esa terapia a otras personas, fue para que empezara a percibir el flujo del *prana*.

Cuando las personas acudían a mí por primera vez, me percataba de su rigidez, de su contracción emocional. Evaluaba su rostro y sus expresiones, advertía que sus ojos decían una cosa, y sus labios, otra. A medida que avanzaba la terapia, súbitamente, algo cambiaba. Sus emociones se transformaban, adquirían fluidez. Una vibración los recorría. A veces era tan poderosa que se veía a simple vista: percibías la energía en la piel de gallina, en su manera de abrir los ojos y en sus respiraciones intensas.

Ahora, a través del *prati prasav*, podía ver el *prana* en acción, el flujo de la energía en el cuerpo. Ya no me limitaba a recitar mantras, sino que me conectaba con la energía del universo. Sin embargo, cuando estaba con mi maestro, todo era más complicado. Los primeros días, semanas, incluso meses, él estaba frustrado porque no podía decir lo que necesitaba decir, y yo estaba frustrado porque no podía decir lo que quería decir. Y ninguno de los dos estaba dispuesto a escuchar.

Una vez me exasperé tanto que llamé a mi padre.

—Esto no funciona. ¡No estoy aprendiendo nada de ese tipo! ¿Por qué no buscamos un monje Shiv Yog que hable un idioma que yo entienda?

—No, no hay otro, tienes que trabajar con él.

—¡Pero si ni siquiera podemos hablar! —repliqué frustrado.

Él resopló y me espetó:

—Hijo, en teoría no debes hablar. ¡Tienes que escuchar!

Y luego dijo algo muy bonito, una frase en sánscrito que literalmente significa: «Uno habló, el otro escuchó, y así fue como ambos alcanzaron la iluminación».

De esa manera, poco a poco, aprendí a acceder al flujo de *prana*. Recuerdo el día en que, por fin, sentí que la energía fluía dentro de mí.

Estábamos haciendo *pranayama*, un ejercicio de respiración, y yo intentaba escuchar el sonido de la respiración de mi maestro. Como no entendía sus instrucciones, me limitaba a imitar lo que él hacía. Si él respiraba con rapidez, yo hacía lo propio; si él respiraba despacio, yo lo copiaba. Entonces, el maestro señaló el sol. Inspiró profundamente y luego espiró con la misma intensidad. Repitió la secuencia varias veces, algo que yo interpreté como: «Absórbelo todo, deja que el alma entre en el cuerpo». Y luego: «Expúlsalo todo, deja que el alma salga del cuerpo». Entra en la luz, sal de la luz. Repetí el ejercicio una y otra vez. Y, de repente, sentí que ya no estaba en mi cuerpo. Fue como si ya no estuviera siquiera en esta dimensión.

Abrí los ojos con cautela y miré a un lado y a otro. Veía seres de luz alrededor: todo desprendía energía. Es difícil de explicar, pero imagina que pudieras ver la vida dentro de cada ser vivo, cuando normalmente solo vemos la carne que los envuelve. Ahora imagina que, de repente, no hay envolturas ni envases. Todo lo que ves es la vida misma: en los árboles, en los pájaros, en las vacas. Contemplas árboles de energía, pájaros de energía, vacas de energía, todo es energía. Seguía en el *ashram* de Lucknow, pero ese lugar no era el Lucknow que yo conocía. Era un mundo paralelo y extraterrestre donde solo alcanzaba a ver energía: la vida misma.

Cuando bajé la vista hacia mi cuerpo, vi energía. Estaba sano y fuerte; a mis piernas no les pasaba nada. Vislumbraba el poder fluyendo a través de mí. Y entonces reflexioné: «Si soy energía, entonces no estoy sujeto a la gravedad. Siento que puedo volar». En el momento en que lo pensé, estaba volando, elevándome por encima de los tejados y mirando el mundo que se extendía por debajo.

Y me dije: «Soy energía, así que no estoy sujeto a los límites del espacio». Y, de súbito, me expandí. Ahora me sentía como si estuviera en todas partes al mismo tiempo.

En un torrente de revelaciones, comprendí que todas las barreras son mentales. Pensaba que podía caminar y caminaba; pensaba que podía volar y volaba. El flujo de *prana* desde mi médula espinal hasta la coronilla me permitía alzar el vuelo.

Estaba experimentando el poder del *prana*, una energía divina a la que todos podemos acceder a través de la respiración, los mantras y la meditación.

Me estaba divirtiendo: se parecía a jugar a un videojuego en el interior de mi mente. Y entonces recordé: «Ah, mi maestro quería que fuera al sol y volviera». Así que fui al sol, sentí la luz y regresé a mi cuerpo. No regresé con delicadeza, sino que caí en picado, como si me precipitara desde el cielo. Resoplé de la impresión y me caí de la silla.

Mi maestro seguía sentado con los ojos cerrados, concentrado en el ejercicio de respiración. Ahora yo estaba preocupado. «Ay, por Dios, ¿qué he hecho? No he seguido sus instrucciones. Pensará que le estoy desobedeciendo». Casualmente, ese hombre era un gran maestro de Kalari, un antiguo arte marcial indio. Era el único maestro al que le tenía miedo porque podía darme una zurra si no le obedecía.

Así que me levanté en silencio, me senté en mi silla y reanudé el ejercicio de respiración. De repente, caí en la cuenta: «¿Qué? ¡Me he levantado y he vuelto a sentarme en la silla!».

Moví los dedos de los pies, reboté sobre las rodillas y empecé a temblar por el síndrome de las piernas inquietas: estaba eufórico. Ya solo estaba esperando a que mi maestro abriera los ojos para poder decirle: «¡Sí, lo hemos conseguido! ¡Ya está! ¡Nivel dos completado!».

En ese momento, el maestro abrió los ojos y me miró. Yo seguía allí sentado, sonriendo como un bobo.

—¡Mira mis piernas! ¡Puedo moverlas! —parloteé emocionado.

Mi maestro siempre llevaba consigo un palo de madera tallado en espiral. Echó mano del palo y me atizó en la cabeza. ¡Zas!

Yo pestañeé y sacudí la cabeza. Mensaje recibido. «Vale, volvamos al trabajo», pensé.

Y, mientras cerraba los ojos, comprendí que las clases no habían terminado. Acababan de empezar. El objetivo nunca fue que volviera a caminar, sino dominar el flujo del *prana*. «Puede que lo conozcas —oí decir a Babaji en mi cabeza—, pero ahora tienes que dominarlo».

SAMADHI
EJERCICIO DE MEDITACIÓN

Siéntate en una postura cómoda, relaja el cuerpo y cierra los ojos. Inicia la respiración Shiv Yog a un ritmo moderado. Respira conscientemente por la nariz de forma continua y audible para ti.

Elimina cualquier pausa entre la inspiración y la espiración.

Mientras respiras, observa las emociones que vayan surgiendo. Respira con cada emoción y presencia lo que vaya surgiendo, a un ritmo que te resulte cómodo.

CAPÍTULO 13

Los primeros pasos hacia la inmortalidad

शक्तिचक्रसंधाने विश्वसंहारः।

Cuando unimos la energía de los chacras,
el universo deja de existir.

Estaba sentado en mi habitación, mirando por la ventana los pájaros que cantaban en un árbol cercano. Mientras las pequeñas aves trinaban y revoloteaban, yo soñaba despierto con el día en que recibí el *shaktipat* y la extraordinaria experiencia de viajar por el universo. Cuando soñamos despiertos, visitamos nuestros deseos más profundos. Yo, como monje, no era muy propenso al deseo; pero, ahora, cada vez que tenía la oportunidad, mi mente me transportaba de vuelta al *shaktipat.*

De súbito, los pájaros se alejaron volando y un cuervo los sustituyó. «¡Cra!», graznó, como si el propio Kakabhushundi, condenado a ser un cuervo, me despertara de mi ensoñación. Bajé la vista y vi delante de mí un montón de escrituras que hablaban del *prati prasav.* La tarea que me había encomendado mi padre (acompañar a las personas por el *prati prasav*) se me antojaba imposible. En Dwarka, yo era responsable de limpiar el estiércol de las vacas, una tarea sencilla. Encontrabas el estiércol, lo recogías con una pala y lo añadías al montón de abono. Trabajo terminado. Las matemáticas son sencillas: una vaca solo genera cierta cantidad de excrementos. Ahora, con el *prati prasav*, yo era responsable de limpiar la basura emocional de las personas, y en eso no hay matemáticas que valgan. Un joven de quince años puede arrastrar más traumas que una persona de setenta y cinco. Podía trabajar con alguien durante días para que se librara de su basura emocional, pero, cuando regresaba otro día, parecía que no hubiéramos avanzado nada y volvíamos a estar en el punto de partida.

Sabía que la causa fundamental de sus recaídas era *avidya*: la incapacidad de entender quiénes eran en realidad. Por muchas habilidades que les enseñara, por mucho tiempo que pasara con ellos, algo que es innatamente humano los inducía a asentir cuando estaban conmigo y a olvidarlo todo una vez que volvían a sus vidas. De *vidya* (el conocimiento de uno mismo) regresaban a *avidya*. Era como si solo lo entendieran mientras estaban conmigo. En cuanto salían del *ashram*, la amnesia se apoderaba de ellos.

Yo no quería que el *prati prasav* fuera una droga que ayudara a esas personas a sentirse mejor un ratito, sino la *sanjeevani* que las cambia para siempre. Así que me dediqué a leer textos y más textos, buscando cómo lograr que el *prati prasav* tuviera un efecto duradero. Una cosa es cierta sobre la teoría: por mucho que estudies, no hay nada como la práctica para aprender. Puedes leer un montón de libros sobre cómo ser piloto y seguirás sin poder pilotar un avión. Puedes estudiar tomos y tomos sobre cirugía y no sabrás extirpar un tumor.

Aunque yo era un estudiante aplicado de la teoría del *prati prasav*, Babaji sabía que necesitaba a mi nuevo maestro para que me ayudara a aprender los aspectos prácticos.

Mis jornadas se estructuraban en torno a mi trabajo, que ahora consistía principalmente en acompañar en el *prati prasav* a los visitantes que acudían al *ashram*. Sin embargo, durante tres horas por la mañana y cuatro por la tarde, estudiaba con mi maestro. Estas sesiones se conocían como Brahma *muhurta* y Sandhya *kala*. Brahma *muhurta* se refería a las horas de madrugada, que solían comenzar a las cuatro en punto. Las sesiones de Sandhya *kala* tenían lugar al anochecer; empezaban alrededor de las seis y se prolongaban hasta cerca de las diez de la noche.

Mashe, que era el tratamiento que le daba a mi maestro, era una figura un tanto enigmática. Hablaba un idioma que yo desconocía. Ni siquiera sabía qué lengua era y nunca supe con certeza de qué parte de la India procedía. Físicamente, era muy distinto a mí: tenía la tez más oscura y el pelo rizado, y a menudo se decoraba la frente con cenizas. También era mucho mayor que yo. A pesar de su avanzada edad, Mashe tenía la complexión de un gimnasta, con unos abdominales poderosos y unos brazos fuertes y musculosos de tríceps bien definidos. Mientras practicaba el *prati prasav*, me quedaba mirando sin poder evitarlo cómo iba de acá para allá por el *ashram*. Me recordaba a un león que se pasea por su jaula mientras espera la comida.

El *ashram* albergaba un *yagyashala*, una habitación donde se llevaban a cabo los sacrificios al fuego. Desde mi posición privilegiada en la ventana, observaba a Mashe recorrer la zona con determinación y propósito. Según se acercaba la noche, que marcaba el comienzo de nuestra sesión, su ritmo parecía acelerarse, sus movimientos se tornaban más rápidos y enfocados, como una máquina bien engrasada a la que no le afecta el cansancio.

Los hábitos alimenticios de Mashe eran poco convencionales, por decirlo suavemente. Se alimentaba a base de hierbas, que ingería con avidez. Recuerdo que una mañana vi a un hombre conversando con el encargado de las plantas, que parecía muy abatido.

—¿Dónde está la hierba que suele crecer por allí? —preguntó el hombre, señalando la zona.

—*Mashe char gaye* —respondió el jardinero con desánimo.

Char gaye es un término hindi que significa 'pastar', como hace una vaca en un prado. La afición de Mashe por las hierbas y su manera de consumirlas a menudo desesperaban a los responsables del jardín. Mashe era capaz de dejar un árbol sin hojas si la planta era de su agrado. Si no encontraba las hierbas adecuadas en los jardines del *ashram*, se internaba en el bosque pertrechado con una hoz y un *potli* (bolsa de tela) y regresaba con sus hallazgos. En ocasiones me insistía en que probara sus plantas, alargando el *potli* hacia mí y animándome a compartirlas. Además de alimentarse de ellas, Mashe utilizaba las hierbas por sus propiedades curativas. Tenía una hierba para cada cosa.

También era conocido por los palos que siempre llevaba consigo. Poseía la habilidad de convertir cualquier palo en un arma, independientemente de su tamaño. Los manejaba con precisión, demostrando su destreza. Cuando él sostenía un palo, no parecía tanto un simple objeto como una extremidad más.

Nuestras sesiones iniciales giraban en torno a las prácticas básicas del yoga. Ejecutábamos los ejercicios, los *asanas*, con un estilo muy dinámico y fluido. Incluso para los practicantes experimentados, dominar estas posturas fundamentales constituye un aspecto esencial de la práctica del yoga. Así que, en mis primeros encuentros con él, me enseñó los *asanas*.

Mashe también se encargaba de mi alimentación y yo solo podía comer lo que él me proporcionaba. No me gustaba demasiado su manera de cocinar, en particular el uso frecuente y abundante del aceite de coco, que invadía cualquier otro sabor. Mashe no solo cocinaba con él, sino que también se lo aplicaba en el pelo, así que desprendía un aroma permanente a coco.

A veces me sorprendía diciendo que ese día comería solo hierbas, y, entonces, para mi gran alivio, me libraba del aceite de coco. En otras ocasiones me sometía a varios días de ayuno, seguidos de una repentina avalancha de platos cargados de coco que me provocaban náuseas y vómitos. A veces incluso me obligaba a ayunar durante largos periodos y después me servía comidas copiosas seguidas de intensas sesiones de yoga, algo que me provocaba aún más vómitos.

Sin embargo, poco a poco mi organismo se fue adaptando. Con el paso de los días, mi tolerancia aumentó y dejé de reaccionar tan mal a los brebajes de Mashe. Un antiguo dicho de los monjes afirma que un gran yogui es aquel que tiene el poder de digerir madera y roca. Durante el tiempo que pasé con él, sentí que mi estómago se fortalecía y que las arcadas disminuían. Aprendí a tragarme todo lo que me ofrecía y a considerarlo nutrición más que un desafío. No disfrutaba con esa comida, pero mi cuerpo tampoco la rechazaba.

Recuerdo con claridad un día en particular en el que me sirvió una comida deliciosa: un aromático *dahl* con hierbas y unas bolas dulces semifritas que recordaban a los dónuts. Llevaba mucho tiempo sin comer nada dulce; los postres eran un lujo, así que saborearlos era el doble de placentero..., incluso para alguien como yo, que había dejado de disfrutar de la comida. Fue un momento de pura dicha, un recordatorio de la profunda alegría que te puede proporcionar una buena comida, algo que solo sabes si has pasado hambre.

Lo cierto es que me sentía como si hubiera alcanzado el nirvana. En aquellos días tenía muy pocas alegrías, porque me frustraba sobremanera que la gente no se beneficiase a la larga del *prati prasav*. Aquel día estaba especialmente alicaído porque acababa de ver a una joven con la que llevaba casi un mes trabajando. En la India, en aquella época, apenas había asistencia médica, de modo que la gente acudía al *ashram* en busca de ayuda: desde dolencias físicas hasta traumas psicológicos. Esta joven era la chica más dulce y amable que se pueda imaginar, pero sufría un trastorno de estrés postraumático. Tenía estudios y sacaba tan buenas notas que le concedieron una beca para ir a la universidad. Pero un día, en la facultad, fue víctima de un incidente traumático. A causa de ese incidente sufría problemas estomacales, hipo convulsivo y unos ataques de ansiedad y pánico tan intensos que se desmayaba. Por culpa de esas patologías, dejó de estudiar y abandonó la universidad. Ahora su vida estaba en suspenso. Todos los días venía a verme y hacíamos una sesión de *prati prasav*. Durante la sesión se calmaba, pero tan pronto como abría los ojos, los hipos volvían a empezar. Intentaba respirar profunda y tranquilamente; sin embargo, la ansiedad se apoderaba de ella y los hipidos se tornaban cada vez más intensos. Presa de la tristeza y el desánimo, se marchaba.

Después de mi sesión con esa joven, volví a las escrituras buscando algún modo de ayudarla. Me sentía desgraciado, muy frustrado, y me preguntaba: «¿Por qué no encuentro la manera de aportar un verdadero cambio a su vida?».

Ese mismo día, más tarde, entré en la sala de entrenamiento que tan bien conocía, pero Mashe estaba muy distinto. En lugar de su atuendo habitual, una sencilla prenda que le cubría la parte inferior del cuerpo en contraste con su piel aceitosa, vestía una inmaculada túnica blanca.

Dispuso tres vasijas frente a mí y se sumergió en una profunda lección sobre cómo liberar la naturaleza inmortal que todos llevamos dentro. Era una lección práctica de *prati prasav*, no solo teórica; una lección de ciencia cognitiva desde un enfoque que yo seguiría desarrollando y que más adelante se conocería como el Yoga de los Inmortales. Empezó abordando los tres *granthis*: nudos psicológicos ubicados en el cuerpo que interfieren en el camino hacia la autorrealización.

Mashe me indicó que me sentara. No había luz en la sala de entrenamiento, solo una lámpara de aceite en el pasillo. La luz de la lámpara bailaba, parpadeando sobre el rostro de Mashe. Debido al sudor y al aceite de su cabeza, mi maestro brillaba como un diamante.

Mashe tocó la primera vasija y luego se tocó el ombligo. Con ese gesto me estaba señalando el Brahma *granthi*, el primero de los tres *granthis*. A continuación, tocó la segunda vasija y se tocó el corazón para señalar el Vishnu *granthi*. Al llegar a la tercera vasija, Mashe se palpó el punto donde el bulbo raquídeo se conecta con el cerebro y dijo:

—Rudra *granthi*.

Después, Mashe cerró los ojos y yo hice lo mismo. Eso formaba parte de nuestras prácticas: con los ojos cerrados, escuchaba respirar a mi maestro e intentaba sincronizar mi respiración con la suya. Mashe repasó los tres *granthis*. Cuando dijo «Brahma *granthi*», empezó a respirar siguiendo un patrón determinado y yo lo imité. Visiones de mis emociones se manifestaron ante mí, el *manasaputra* de la culpa, el resentimiento y la vergüenza. Me vi a mí mismo y mis sentimientos el día en que me rompí la espalda en plena acrobacia y también me vi haciendo la *sadhana* y mejorando.

Luego cambiamos de patrón respiratorio y sentí cómo mi conciencia se elevaba. Mashe dijo: «Vishnu *granthi*». Desplacé mi conciencia al Vishnu *granthi* y se manifestó una nueva visión, esta vez del dolor y del sufrimiento que llevaba en el corazón. Vi Rajastán y cómo perdía la Shakti. Me contemplé a mí mismo confinado en una silla, destrozado. Pude ver el dolor que sentía cuando no conseguía ayudar a alguien con el *prati prasav.*

Mientras contemplaba esa emoción y proseguíamos el ejercicio, mi conciencia empezó a elevarse. Y vi al *manasaputra*: presencié cómo cambia a medida que lo hace la conciencia, cómo la vergüenza y la culpa se convierten en dolor y cómo el dolor se transforma en apego. Mientras miraba ese apego, tuve la sensación de que estaba a punto de ver el verdadero aspecto del *manasaputra*, porque uno nunca llega a verlo. Aparece siempre disfrazado igual que un ladrón; y la máscara que escoge puede ser cualquiera de las emociones, pero nunca sabes cuál. Cuando estaba a punto de ver su rostro, nuestra respiración cambió. Entonces contemplé la intensa luz de los *mahasiddhas* y cómo el *manasaputra* se disolvía cuando esa luz me atravesaba. Según eso sucedía, me vi a mí mismo una vez más viviendo la experiencia del *shaktipat.* Pero esta vez yo tenía el control y podía sentir a Shiva.

Justo cuando estaba profundizando aún más, Mashe emitió un gruñido y abrí los ojos, molesto. ¿Por qué me arrancaba de esta increíble experiencia espiritual? Entonces mi maestro levantó la tercera vasija y vi lo que había debajo: el Jyotirlinga, el *shivling* de luz, el símbolo más sagrado de la alquimia divina, la forma misma de Dios.

Con ese gesto, Mashe me estaba diciendo que nuestro objetivo no era únicamente la curación física ni el desarrollo espiritual ni reunir seguidores y llegar a ser gurús. Sin palabras, me estaba ordenando: «Quiero que te concentres en el objetivo final. Quiero que seas uno con la luz, que no tiene edad ni género, que es infinita».

En ese momento no lo entendí: yo pensaba que me estaba acercando a la meta sin darme cuenta de que había un objetivo mayor a cientos de kilómetros de distancia. Ese día solo estaba dando los primeros pasos en mi viaje hacia la inmortalidad.

Sin pronunciar una palabra, Mashe me había mostrado la hoja de ruta de la energía y la respiración, una demostración práctica de *prati prasav.* Agradecido, me incliné y le toqué los pies. Esa noche seguí reviviendo la experiencia, practicando una y otra vez.

Al día siguiente, cuando la joven llegó, noté algo distinto. Ella seguía teniendo hipo y calambres en el diafragma. Como siempre, su rostro exhibía una dulce sonrisa, pero parecía agotada.

—Siéntate —le pedí.

Y comenzamos el proceso. Tal como me había enseñado Mashe, guie su conciencia hacia el ombligo. Le dije que siguiera mi respiración, igual que yo había seguido la de Mashe. La chica estalló en lágrimas al revivir su experiencia. Le señalé el corazón y continuamos el ejercicio. Sus emociones se tornaron más intensas, como si fuera una guerrera en un campo de batalla y yo le estuviera arrancando una flecha del hombro: sentía un gran dolor, pero después de cada respiración el alivio era inmenso. Sucedía una y otra vez, como si le estuviera arrancando miles de flechas del corazón.

Mientras continuábamos con el proceso, las lágrimas seguían brotando de sus ojos. Con la luz del sol entrando por la ventana, su rostro resplandecía. Por último, señalé la cabeza y se hizo el silencio. Una sonrisa se dibujó en su rostro. Aún hoy recuerdo esa sonrisa, llena de poder. Una vez terminado el *prati prasav*, la joven abrió los ojos. Esperó. Su silencio fue ensordecedor. Ya no tenía hipo. Estaba curada. La joven bajó corriendo las escaleras y atravesó el *ashram*. Estaba feliz, radiante. Después de tanto tiempo, había recuperado el control del cuerpo.

Mientras ella disfrutaba de su curación, me quedé mirándola. Mashe alzó la vista hacia mí desde el *yagyashala*. Casi era la hora de la lección. De repente, se me encogió el corazón: «¿Qué me tocará hacer hoy?». Se trataba de un temor alegre en cierto modo. Y todavía me quedaban unos minutos antes de reunirme con él. Tiempo suficiente para soñar despierto con el *shaktipat* y el camino hacia Shiva.

SAMADHI
EJERCICIO DE MEDITACIÓN

Ahora vas a necesitar tus habilidades de visualización.

Siéntate en una postura cómoda, relájate y empieza a practicar la respiración Shiv Yog.

Mientras inspiras, imagina que absorbes positividad y energía vital de tu entorno.

Al espirar, visualiza la liberación de toda la luz y la positividad que has absorbido.

Repite el proceso varias veces.

CAPÍTULO 14

Liberarse de la mente

इच्छा शत्क्तरुमा कुमारी

El poder del deseo es la diosa, consorte de Shiva.

En cierta ocasión, Narada, el mayor devoto del dios Vishnu, fue a ver a la deidad y le dijo:

—Tú eres el creador del universo. ¿Por qué dejas que la humanidad sufra por no tener lo que anhela? ¿Por qué no cumples sus deseos para que estén satisfechos?

Vishnu miró a Narada con una expresión jocosa y respondió:

—Ven, Narada, te lo voy a enseñar.

Vishnu llevó a Narada al lugar donde un granjero trabajaba bajo un calor abrasador. El dios se acercó al granjero y le dijo:

—Hoy es tu día de suerte. He venido a concederte un deseo. ¿Qué quieres?

El granjero respondió:

—Tierras, quiero tierras. Trabajo duro en esta pequeña huerta. Si tuviera más tierras, obtendría cosechas más abundantes y sería feliz.

—Deseo concedido —respondió Vishnu—. Corre tan lejos como quieras y toda la tierra que recorras será tuya. Corre hasta que pienses que tienes suficiente. Luego vuelve y dime hasta dónde has llegado para que pueda cumplir tu deseo.

Cuenta la leyenda que Vishnu y Narada esperaron un milenio, pero el granjero nunca regresó. Jamás se dio por satisfecho y siguió corriendo por siempre.

Hay adicción en el hecho de estar siempre corriendo. El mundo nos consume, nos envuelve en un sueño, uno distinto para cada cual basado en sus experiencias. Estamos atrapados en nuestras prisiones, siempre corriendo.

Lo único que puede detenernos es que algo nos haga trastabillar. La primera vez que Buda abandonó su palacio, antes de alcanzar la iluminación, viajaba en su carro cuando vio a un anciano.

—¿Por qué ese hombre tiene ese aspecto? ¿También yo envejeceré?

A continuación, vio a un hombre enfermo.

—¿Por qué ese hombre tiene ese aspecto? ¿Yo también enfermaré?

Por último, vio a un hombre muerto.

—¿Por qué lo llevan así? ¿Yo también moriré?

En cada ocasión, el cochero le respondía:

—Sí, la vejez, la enfermedad y la muerte nos afectarán a todos. Mi querido príncipe, ese es también tu destino.

Esa revelación despertó a Buda, que lo abandonó todo y se adentró en el bosque en busca de la verdad y la realidad supremas. A veces necesitamos una revelación profunda que nos haga vacilar mientras estamos corriendo para poder revaluar quiénes somos, dónde estamos y hacia dónde tenemos que dirigirnos.

Yo también estaba corriendo en Dwarka cuando obtuve el poder del *shaktipat*. Mi ego *avidya*, mi *manasaputra*, el lobo malvado en mi mente, me empujaban a buscar la aprobación, el aprecio y el amor de otras personas. En mi carrera desenfrenada, tropecé y me rompí la espalda. En realidad, fue una suerte que sufriera aquel accidente, porque me estaba dejando seducir por el mundo y me había convertido en un esclavo de mi propia mente.

Cuando visitas los antiguos castillos de Rajastán, puedes presenciar una estampa extraordinaria: elefantes que transportan en la espalda a los visitantes hasta las fortalezas que se encuentran en las cimas de las colinas. Estas majestuosas criaturas, que poseen una fuerza inmensa, siguen obedientemente las órdenes de sus *mahouts* o entrenadores, que suelen ser hombres muy menudos.

Los entrenadores atan a las crías de elefante desde muy temprana edad con cadenas resistentes. A pesar de su creciente tamaño y fuerza, los elefantes jóvenes se resignan al convencimiento de que escapar es inútil. A medida que los elefantes maduran, los *mahouts* sustituyen las cadenas por cuerdas endebles, pero los elefantes, condicionados por las limitaciones que perciben, nunca intentan liberarse. Por último, aunque el elefante macho adulto es tan grande que podría romper cualquier cadena o arrancar cualquier árbol, sigue condicionado por su percepción. No intenta romper la cadena; y, de ese modo, el diminuto *mahout* controla a un elefante poderoso. En última instancia, las ataduras afectan a su mente y no a su cuerpo. Por eso, a veces necesitamos romper nuestras cadenas.

Solo desafiando las limitaciones que nos imponemos podemos trascenderlas verdaderamente y liberar todo nuestro potencial para la inmortalidad.

Nos confinamos dentro de los límites de nuestra propia mente y, en ocasiones, necesitamos que algo nos despierte. Cuando Suzie y Barbara visitaron el monasterio, me contaron la historia de Ricitos de Oro, una niña que buscaba cosas que no estuvieran ni demasiado calientes ni demasiado frías, sino perfectas, en el justo medio. Hay un poder en ese «justo medio» que nos despierta y nos arranca de la obsesión por llegar cada vez más lejos. Llamémoslo «el fenómeno Ricitos de Oro».

En Dwarka, recibí el *shaktipat* mientras aprendía las habilidades que te proporcionan la disciplina y los mantras. Esas prácticas funcionaban como una presa interior que aguantaba un glorioso lago de potencial sin explotar. Apenas había rozado el poder de alcanzar siempre más. Con el *shaktipat*, empecé a correr sin descanso, casi perdido en el sueño profundo de la mente, como un elefante que desconoce sus propias posibilidades. Pero, entonces, me rompí la espalda y la experiencia fue el justo medio: no una lesión tan grande como para acabar con mi vida, pero tampoco tan pequeña como para poder ignorarla. Ese dolor fue perfecto porque me hizo tropezar y replantearme quién era, dónde estaba y adónde quería ir.

Lucknow fue especial para mí porque me acercó a la información de las escrituras sobre la cognición humana, los patrones y las limitaciones autoimpuestas, y porque cada día, mientras me sentaba con las personas que venían a verme y las acompañaba a través de las prácticas de *prati prasav*, las veía despertar. Lo que presencié me recordó a las trampas que se usan para cazar monos en la India. El cazador de monos llega con una vasija especial que tiene una boca muy estrecha, y dentro de esa vasija deja un puñado de cacahuetes. A los monos, como sabrás, les encantan los cacahuetes. El cazador de monos deja la vasija en medio de la naturaleza y los monos se sienten atraídos por el delicioso aroma de los frutos. Alguno mete la mano por la estrecha boca y agarra los cacahuetes con el puño. Pero ahora el mono no puede sacar el puño de la olla. Aun así, se niega a soltar esos preciados cacahuetes y, en vez de eso, empieza a gritar: «¡Estoy atrapado! ¡Estoy atrapado!». El cazador de monos se acerca, agarra al mono y, sin más, rompe la olla. Si ese mono hubiera soltado los frutos, se habría liberado.

Durante el *prati prasav* veía a personas despertar y ver realmente por primera vez a qué se estaban aferrando. En algunos casos, era la búsqueda de la riqueza; en otros, el deseo de ser amados o la creencia de que eran víctimas de sus circunstancias. Por último, se daban cuenta: «Soy esclavo de mi carrera, esclavo de mis cadenas». Su conciencia se elevaba, se reían de su propio sistema de creencias y, por fin, podían romper las cadenas y ser individuos libres, saludables y felices.

En ocasiones, esas personas despiertas agradecían haber sufrido ese dolor, fuera cual fuese, porque las había llevado a Lucknow, al *prati prasav* y a la realización. De no haber sido por el dolor, el deseo de alcanzar siempre más nunca habría tenido fin. En su versión del fenómeno de Ricitos de Oro, el dolor era el «punto medio justo» que los ayudaba a despertar.

Lucknow me reveló el principio del aprendizaje a través de la experiencia. Es la aplicación de la sabiduría en la vida cotidiana lo que realmente enriquece el estudio intelectual. Se pueden aprender cosas en los libros, pero solo cuando se ven en acción se valoran de verdad. Se parece a llevar una semilla en el bolsillo todo el tiempo, en lugar de plantarla y verla florecer y convertirse en una hermosa flor o en un árbol frutal. Lo que antes era solo una simiente deviene en algo que dará fruto y generará vida.

Me sentí privilegiado de ver florecer y brotar la semilla en los corazones de las personas a diario. Era como ver a un elefante rompiendo sus cadenas. ¡Bum! Por fin es libre y puede desafiar al *mahout* que dominaba su mente.

Cuando somos el elefante o el granjero, podemos alimentar pensamientos positivos, pero no nos afectan en lo más profundo de nuestro ser porque estamos muy ocupados, atrapados en la huida hacia delante. La mente, el alma, cada uno de nuestros átomos son tan esclavos de la carrera, de ese pozo sin fondo, que el pensamiento positivo es poco más que un *rangoli*, un dibujo hecho con pétalos o arena que se esfuma con la primera brisa. El protocolo al completo es necesario: hacen falta los ejercicios repetidos y la experiencia práctica para que podamos interiorizar el dibujo.

Lo presencié una y otra vez en los miles de personas que atravesaron el proceso del *prati prasav*. Su conciencia se elevaba y despertaban de su coma autoinducido, de la prisión de los traumas que habían sufrido. Y entonces vivían algo parecido al despertar de Buda: por fin, podían abandonar el espejismo y avanzar hacia una vocación más elevada y hermosa.

Por encima de todo, Lucknow me enseñó que la sanación es posible. El despertar es la *sanjeevani*, la magia que buscaban Suzie y Barbara. Cuando las acompañé en su *prati prasav*, yo era solo un niño; su dilema era psicológico y emocional, por lo que no pude valorar a fondo la curación que experimentaron. Aquí, en Lucknow, veía a personas que habían sufrido abusos emocionales y mentales, personas con terribles cicatrices.

Las únicas herramientas que tenía eran el *prati prasav* y el Mahakaal, el infinito. Pero a través del *prati prasav* fui capaz de elevar la conciencia de las personas, de guiarlas de *avidya* a *vidya.* A través de Mahakaal pude llevar la *sanjeevani* a la vida de los individuos. Veía cómo sanaban sus heridas emocionales. Después de años y años llevando sus traumas a cuestas, recibían consuelo, paz y alegría. Después de que los embates emocionales les hubieran arrebatado toda la energía, renacían a una nueva experiencia humana, gloriosa y divina. Según veía a la gente sanar, me sentía más y más motivado. Y cada día repetía conmigo mismo los procesos que aplicaba a otras personas. Las posibilidades me parecían ilimitadas: si yo podía sanar y tanta gente de mi entorno podía curarse también, no podía ni imaginar hasta qué punto el mensaje era poderoso para el mundo entero. La sanación es posible.

Comer y dormir me traía sin cuidado. Observaba lo que experimentaban todas esas personas y quería más de eso para mí. Era como el doctor Korotkov, el médico que envidiaba la felicidad y la alegría interior que teníamos en el *ashram*, con la diferencia de que yo conocía la fuente de esa felicidad. Pero quería experimentar esa misma energía, ese mismo control, ese mismo poder, esa misma divinidad, así que repetía los protocolos una y otra vez.

En cierta ocasión, sumido en la meditación de los protoco los, me sentí transportado a un recuerdo de Rajastán. En el salón principal, dos monjes discutían sobre la naturaleza del mundo.

—El camino a la iluminación se encuentra en el Himalaya —dijo uno—. Sentarse a meditar, resolver cada emoción, elevar la conciencia, eliminar lentamente todo lo que es temporal. Cuando todo lo que no es Shiva desaparece, lo que queda tiene que ser Shiva.

El otro monje no estaba de acuerdo. Señaló a su alrededor las imágenes de grandes *siddhas* como Buda.

—Cuando vives en el mundo, aprendes las lecciones con mucha más rapidez. Puedes evolucionar a un ritmo más apresurado y experimentar realmente el desapego de las cosas mundanas. Fíjate en Buda, cuyo viaje se aceleró mil veces porque vivía en el mundo. Puedes ser como un diamante, pero, en lugar de esperar millones de años sometido a gran presión para dejar de ser carbón, eres capaz de alcanzar la iluminación en una sola vida.

El primer monje negó con la cabeza.

—El mundo es un arma de doble filo. Sí, el viaje espiritual puede acelerarse, pero solo los mejores de entre los mejores, los bendecidos por los dioses, son capaces de salir al mundo sin dejarse seducir y regresar despiertos y radiantes.

En ese momento intervine.

—Yo quiero conocer el mundo. Quiero experimentarlo.

Sucedió justo después de que Suzie y Barbara estuvieran con nosotros, y la idea me inundaba de alegría infantil.

—Puedes probarlo, pero ¿saldrás por el otro lado? —preguntó el primer monje.

Y el segundo monje dijo:

—Irás. Y, si sales, serás el mejor de nosotros.

Ahora, mientras meditaba, comprendí la importancia de aquellas palabras. Estaba inmerso en este mundo, envuelto en él. El primer paso estaba dado. En cuanto al segundo, ¿cómo salir por el otro lado?, ¿cómo romper las vasijas? Para eso hacía falta magia. Pero no sería un obstáculo: gracias a Lucknow, volvía a creer en los prodigios.

SAMADHI
EJERCICIO DE MEDITACIÓN

Siéntate en una postura cómoda, relájate y empieza a practicar la respiración Shiv Yog. Esta vez, concéntrate en la espiración.

Con cada espiración, visualiza que liberas todos los pensamientos y las emociones que nublan tu mente. Intenta sentir que te desprendes de todo lo que alberga tu cuerpo (la sangre, los huesos, los órganos) hasta quedarte totalmente vacío.

Medita en el yo como si tu piel fuera un globo. Mientras practicas la respiración Shiv Yog, imagina que el globo se expande con cada inspiración y se contrae con cada espiración. Sigue respirando y medita en el vacío que has creado dentro de ti.

CAPÍTULO 15

Encontrar un ancla en medio del caos

उद्यमो भैरवः

El esfuerzo vigoroso y continuado conduce a Dios.

De vez en cuando, me aventuraba a abandonar el *ashram* de Lucknow para internarme en la ciudad. En las afueras había aldeas con salones recreativos que tenían videojuegos. Los jugadores más hábiles, los campeones, se involucraban al máximo en el juego: subían de nivel, mejoraban a los personajes y se sumergían en la historia. Luego estaban los jugadores que, como yo, iban perdidos. Hay dos formas de jugar. Si eres un jugador experto, te embarcas en las aventuras. Si no sabes jugar, te unes como segundo jugador y acompañas a otros mientras ellos lo hacen todo. Eres un «personaje no jugable», un NPC [Non-Player Character], tan solo un elemento del decorado mientras los demás participan en las aventuras. Como segundo jugador, tu objetivo no es implicarte demasiado en la acción, porque morirías. Yo me sentía como un cachorro que sigue a su amo, sin comprender nunca las complejidades del juego. Hacía cinco partidas, moría las cinco y luego me volvía a casa.

En algunos momentos de mi vida me he sentido como en aquel salón recreativo; y no creo que sea el único. Todos los demás parecían dominar el juego, ya fuera en el monasterio de Rajastán o en el *ashram* de Dwarka o de Lucknow. Tenía la sensación de haber caído en el nivel avanzado de un videojuego en el que los otros jugadores desempeñaban papeles fundamentales y yo era un mero espectador.

Durante esos momentos de desconexión, me preguntaba cómo podía ganar presencia para incrementar mi sensación de afinidad con el mundo. Noté que mi maestro Mashe se percataba de mi dilema. Aunque no teníamos un idioma común, Mashe siempre parecía entenderme cuando nadie más lo hacía. Al principio pensaba que el objetivo de mi entrenamiento con Mashe era la rehabilitación tras la lesión de la espalda, pero pronto comprendí que estábamos trabajando algo mucho más profundo. Mashe pretendía alinear mi mente y mi cuerpo; y, siendo más consciente de mi cuerpo, desarrollaría la conexión que anhelaba.

Este concepto es difícil de explicar: ¿cómo adquieres más consciencia de tu cuerpo? Mashe empezó a guiarme hacia la presencia como si mi ser físico fuera la clave. Me acompañó en infinidad de prácticas de respiración en las que tenía que concentrarme en el cuerpo. Confié en él para que me llevara a una conexión y a una conciencia más profundas.

Los visitantes del *ashram* acudían a nosotros porque estaban lesionados o enfermos: nosotros funcionábamos como una especie de centro médico. Mashe era capaz de diagnosticar las dolencias con solo echar un vistazo a la persona. Su método no requería largas conversaciones ni exámenes, tan solo observar y comprender desde la intuición. Les aplicaba su toque y se marchaban mejor a ojos vistas y profundamente agradecidos. Presenciar esas interacciones aumentó el respeto que me inspiraba Mashe. Tomaba buena nota de todo lo que me indicaba. Siguiendo sus instrucciones, fui cobrando conciencia de mi cuerpo.

Nuestras sesiones de entrenamiento matutinas incluían aprender ejercicios de las antiguas artes marciales de Kalari: movimientos dinámicos, inspirados en el reino animal y centrados en la alineación de la columna vertebral. Imitábamos la fluidez de las serpientes o la fuerza de los leones. Los ejercicios eran exigentes en el aspecto físico y yo acababa agotado. La gente a menudo se imagina el yoga como una actividad un tanto estática, como una serie de poses fijas. Se adopta una postura, se mantiene y luego se cambia. El *kalari* se parece más al yoga *wushu*, el arte marcial que practican los monjes Shaolin: más fluido, con más impacto físico. El *kalari* es de naturaleza marcial, pero no incluye patadas ni puñetazos, ni la intención de golpear a otro. El objetivo es una forma dinámica de meditación que permite elevar la conciencia y activar los centros de energía para que fluya la energía divina.

Las sesiones vespertinas con Mashe no se centraban en el cuerpo físico, sino en el cuerpo energético, los *nadis* ('canales') y los *granthis* ('nudos', bloqueos energéticos en el cuerpo). Esos ejercicios eran sutiles y elevaban gradualmente los niveles de energía. Durante estas sesiones y una vez finalizadas, experimentaba un estado de conciencia más elevado. Al principio nos centramos en el conocimiento del cuerpo físico: los latidos del corazón, la respiración a través de la nariz, la presión de los dientes sobre los labios, todo tipo de sensaciones desde la cabeza hasta los pies. Luego ahondamos esa conciencia y la extendimos a los órganos internos. Ahora podía sentir el comportamiento del cerebro, el hígado, el estómago, los riñones. Incluso era capaz de influir en ellos.

A medida que desarrollaba conciencia corporal, cultivé una relación más profunda con mi ser físico. Eso me llevó a reflexionar: ¿cuántos de nosotros consideramos realmente al cuerpo un amigo, en lugar de verlo como un adversario? Con frecuencia, nuestro afecto se dirige hacia los sentidos (la lengua, los ojos, los oídos), en lugar de dirigirse hacia todo el organismo y su complejo funcionamiento. Podría decirse que estamos en guerra con el cuerpo en lugar de aliarnos con él. Sin embargo, a medida que mi conciencia se expandía, comencé a percibir e incluso a disfrutar de los matices de cada una de las células. Un día Mashe me trajo una comida opulenta, cargada de azúcar. Aunque deleitaba mi paladar, pude notar su recorrido por el esófago, el consiguiente aumento del azúcar en sangre y el eventual bajón mientras mi corazón se esforzaba por procesar el azúcar.

Esa nueva hiperconciencia corporal tenía ventajas e inconvenientes. Por un lado, incrementaba mi aplomo y me aportaba una sensación de control sobre mi existencia. Por otro, me hacía más consciente de mis emociones y pensamientos más profundos. A veces estamos tan entumecidos por los traumas sufridos que no reconocemos nuestra necesidad de sanación emocional. Día tras día, la rutina del entrenamiento me obligaba a afrontar el dolor y la ira. Estaba tan ocupado tratando de aprender y cumplir mis deberes que no me daba cuenta de lo enfadado que estaba. Y la rabia que sentía iba dirigida hacia todo el reino divino nada menos, que había puesto tantos obstáculos en mi camino.

Después de las sesiones de entrenamiento con Mashe, notaba un gran cambio en mis meditaciones *prati prasav*. Imagina que vieras un vídeo de baja resolución en un ordenador portátil y luego tuvieras la oportunidad de ver la misma película en IMAX. Las sensaciones se tornaban más intensas, casi abrumadoras. Las emociones de mi pasado saltaban al primer plano de mi conciencia y eso me asustaba. En cierta ocasión, después de una sesión de entrenamiento, me sentí transportado durante la meditación a un recuerdo de cuando vivía en Rajastán. Yo era muy niño y un visitante me regaló un coche teledirigido. Nosotros no teníamos electricidad ni pilas, así que no tenía ni idea de cómo funcionaba, pero lo hacía, y era lo más maravilloso que había visto en mi vida. Una vez Babaji me vio jugando con él. En las inmediaciones había un niño pobre de una de las aldeas cercanas. Estaba jugando en el barro, contento, sin llorar ni mostrar disgusto, pero Babaji me miró y me dijo:

—Dale el juguete a ese niño.

A los seis o siete años ya había aprendido que la palabra de mi gurú era sagrada, así que le regalé mi coche a ese niño. Ahora, más de una década después, de repente me sorprendí llorando como un crío:

—Mi juguete, mi coche... Lo he perdido.

Ni siquiera quería el coche (si alguien me lo hubiera devuelto en ese momento, no habría sabido qué hacer con él), pero la sensación de pérdida estalló dentro de mí, como si fuera Romeo al perder a Julieta. Mi reacción me sorprendió sobremanera: ¿de dónde demonios había salido eso?

Yo no lo sabía, pero en algún lugar de la mente tenía numerosos *samskaras* o bloqueos persistentes. Una y otra vez especulaba sobre mis heridas más significativas: «¿Por qué la inundación de Rajastán me arrebató todo mi mundo? ¿Por qué tuve que sufrir la lesión en la espalda?». Incluso los disgustos más nimios regresaban a mi conciencia: «¿Por qué me obligaron a regalar mi coche de juguete?». Albergaba mucha ira, pero no sabía cómo procesarla, a quién culpar ni qué hacer. Podía revivir esas emociones, pero no tenía claro el camino para soltarlas.

Por esa razón, llevaba los residuos a mis sesiones de entrenamiento y estos afectaban a mi concentración. Tenía facilidad para hacerme daño, sobre todo durante los duros ejercicios de artes marciales de Kalari. Cuando me lesionaba, no podía entrenar, y sin el entrenamiento no profundizaba tanto en el *prati prasav.* No revivía los recuerdos, no regresaba a ese instante en el tiempo ni experimentaba todas las sensaciones; solo pensaba en ello. Me densifiqué, en el sentido de que mi conciencia recién despertada volvía a entumecerse. Entonces, Mashe me ayudaba a sanar. Volvía a practicar Kalari. Repetía el *prati prasav*, veía esas cosas, me afectaban, me lesionaba y luego no podía entrenar. De nuevo volvía al *prati prasav* y solo veía, sin «sentir» realmente, lo que yacía en algún lugar profundo, debajo de mi piel. Era incapaz de acceder a ello, pero sabía que estaba ahí, como algo sumergido en un lago muy hondo. Igual que el monstruo del lago Ness, ese residuo asomaba la cabeza de vez en cuando; yo lo veía, lo experimentaba, pero después volvía a sumergirse en las profundidades. Y, como ya no estaba entrenando, no podía llegar a ese lugar tan inaccesible.

El ciclo se repetía una y otra vez. Y no entendía por qué mi esfuerzo me ayudaba a profundizar, por qué mi esfuerzo me ayudaba en el *prati prasav* y, sin embargo, no bastaba para romper esa barrera.

Cada revés me dejaba con la sensación de ser un jugador

que se enfrenta a un nivel imposible de superar en un videojuego: el desafío más difícil de todos. En la actualidad, es más fácil jugar: puedes guardar la partida y reanudarla desde el último punto de control. En los juegos de la década de 1990, si morías, volvías a empezar de cero: no había punto de reaparición, solo un ciclo implacable de recomienzo. Con cada lesión, lamentaba que todos mis progresos, todo el esfuerzo físico realizado, hubieran sido en vano, porque no era capaz de superar este obstáculo que brotaba de mi pasado y me impedía avanzar.

Verás, los antiguos eran realmente sabios. ¿Recuerdas la historia de *amrita manthan*, el batido del océano para obtener el elixir de la inmortalidad? Dios adoptó la forma de una tortuga y soportó el peso de la montaña, que los seres celestiales usaron para batir las aguas con la esperanza de extraer el preciado elixir. Sin embargo, antes de que pudieran extraer la *amrita*, se encontraron con *halalhala vish*, el veneno de la muerte. Cuando el veneno causó estragos, pidieron ayuda a Shiva. Shiva acudió e ingirió el veneno, pero, en lugar de tragarlo, lo retuvo en la garganta, que se le tiñó de azul.

Al igual que los seres divinos, yo también trabajaba en mi propio *amrit manthan*, agitando el océano de mis emociones. Lo que surgió fue mi propia ira, mi resentimiento, mi dolor, y todo ello se interpuso ante mí para bloquear mi camino. Ese era el *vish* que yo no era capaz de superar.

Sin embargo, gracias a los ejercicios de conciencia que estaba efectuando, recibía ayudas que ni siquiera comprendía. Todas estas prácticas me anclaban en el momento presente. Cuando te mantienes consciente y anclado, Shiva habla a través de tu cuerpo y tú tienes la capacidad de escuchar, si así lo deseas.

Una de esas ocasiones surgió cierto día estando en compañía de Tufan. En mi ciclo de entrenamiento, había vuelto a alcanzar el estado de hiperconciencia y estaba sentado a la sombra de un árbol, simplemente respirando. De repente, Tufan irguió una oreja como si fuera una antena. Enderezó las dos orejas, que giraron en la misma dirección. Levantó la cabeza y se quedó mirando algo. Siguiendo la trayectoria de su mirada, vi a un niño con una pelota en la mano. El niño lanzó la pelota al cielo. Los ojos de Tufan acompañaron la pelota mientras subía y volvía a bajar. Arriba y abajo, el niño lanzaba la pelota una y otra vez y los ojos de Tufan no la abandonaban. E, igual que la mirada del perro se conectó con la pelota, también lo hizo mi respiración. La pelota volaba hacia arriba, arriba, arriba, y yo inspiraba. De súbito, la pelota no podía subir más y yo no podía seguir inspirando. Entonces empezaba a bajar y yo espiraba: fuera, fuera, fuera... De nuevo, el niño lanzaba la pelota hacia arriba: la fuerza del pequeño aplicada al objeto. Entonces la gravedad de la Tierra la atrapaba y la pelota caía al suelo.

Caí en la cuenta de que yo era como esa pelota empujada hacia arriba y hacia abajo. Cuando la vida me arrastraba a vivir, inspiraba; cuando la mortalidad me llamaba, espiraba. En ese instante, los ojos de Tufan, la pelota y yo estábamos conectados. Y se me ocurrió una idea: «¿Cuándo es libre la pelota?». Empecé a comprender que llega un momento, apenas un milisegundo, en el que la pelota ha subido todo lo que puede y, sin embargo, la Tierra aún no ha iniciado su tirón. Durante ese milisegundo, la pelota es libre de la fuerza del niño y de la fuerza de la Tierra. «¿Y si pudiéramos aumentar ese tiempo, ese momento?», me pregunté. Y empecé a meditar sobre eso. Sabía que, si continuaba con el ciclo de hiperconciencia, al final mi ira y mi resentimiento resurgirían. El *vish* lo invadiría todo y yo no estaría preparado para afrontarlo. Al no haber alcanzado suficiente divinidad, al no contar con Shiva para que se bebiera el veneno, la ponzoña me derrotaría una vez más. Y tendría que empezar el videojuego desde el principio. Pero ¿y si pudiera permanecer de alguna manera en este instante de libertad y no dejar que surgiera la ira?

Esta vez, cuando la pelota subió, inspiré, y cuando bajó, espiré; pero mi atención no estaba puesta en la inhalación y la exhalación. Ahora, mi atención estaba en el instante entre el ascenso y el descenso, entre la inspiración y la espiración. Cuando empecé a meditar ese instante, fue como si todo avanzara a cámara lenta. Veía la pelota congelada en el cielo. Veía los ojos de Tufan, las hormigas recogiendo comida, las abejas volando de flor en flor, los pájaros haciendo sus nidos, los árboles respirando. Todos los seres vivos hacían sus actividades, y pensé: «Yo también». En ese instante de suspensión, me sentí fuerte, consciente, conectado.

Fue una meditación extraordinaria... hasta que el niño dejó caer la pelota y Tufan corrió como el viento para recogerla. El niño se pegó tal susto que pensé que se haría pis encima.

Tenía un ancla, comprendí, un punto de inmovilidad en medio de las turbulentas corrientes de la vida.

Esa noche busqué a Mashe. Sus ojos me atravesaron, como si percibiera algo nuevo en mí. Me indicó que comenzara el entrenamiento guiándome al *meypayattu*: la espina dorsal del entrenamiento Kalari, un conjunto de ejercicios físicos que aportan fuerza al cuerpo y a la mente y otorgan estabilidad al alumno. Esas intrincadas secuencias de movimientos se asemejan a una danza coreografiada, elegante pero exigente, parecidas al *surya namaskar*, el saludo al sol que quizá conozcas del yoga. Cuando empecé, la familiar oleada de hiperconciencia me envolvió y sentí la inminente llegada de la ira, que acechaba en las sombras. Sabía que, tan pronto como me rozara, me sentiría perdido: cometería errores y caería.

Pero tenía una nueva herramienta a mi disposición. En lugar de sucumbir al embate de las emociones, me concentré en el espacio entre las respiraciones y ralenticé el mismísimo tiempo. Ahora, en lugar de concentrarme en la inspiración, la espiración y la ira, desplacé la conciencia al espacio entre las respiraciones y todo comenzó a moverse a cámara lenta. Al principio fue solo un segundo. Vi cómo la ira se acercaba. Luego fueron unos minutos. Y vi cómo la ira se acercaba más. De repente, yo estaba en ese espacio y lo único que se movía era mi cuerpo. Bajo la mirada férrea de Mashe, tan parecida a los ojos vigilantes de Tufan, me liberé. Yo era la pelota en medio del cielo, liberada del niño y de la Tierra. Meditando en el espacio entre respiraciones, fui a parar a una región situada más allá de los pensamientos. Terminé el *meypayattu* y la ira se acercó un poco más.

—Otra vez.

Mashe me mira y yo me quedo perplejo. Después de un año y medio, por fin me habla en un idioma que entiendo. ¡Estoy tan confundido! Pienso: «¡Qué demonios!». Y la ira se acerca. «No, no, no», me digo. Me concentro en el espacio entre respiraciones y detengo el tiempo. En cuanto termino el *meypayattu*, Mashe repite las palabras.

—Otra vez.

Noto el sudor en mi frente, pero no resbala, porque soy como esa pelota en suspensión. Estoy en un lugar intermedio, ni vivo, ni muerto. No hay fuerza ni gravedad que me afecte. Solo estoy yo. En un lapso vacío, como el espacio entre los átomos. El sudor no cae; no pierdo el aliento.

—Otra vez.

Repito la secuencia una y otra vez, y estoy cansado, veo el agotamiento acercándose en la lejanía hasta que llega a la puerta, donde aguarda la ira para entrar. Pero he detenido el tiempo, razono, así que no puedo estar cansado.

—Otra vez.

Jamás en toda mi vida había completado el *meypayattu* más de dos o tres veces. No sé cuántas veces lo hice aquel día. Con cada repetición me invadía una oleada de energía, la *kundalini shakti*, la energía divina de Shakti que surgía desde la base de mi columna. Mientras seguía practicando el *meypayattu*, sentí un poder que nunca había sentido: irradiaba cada vez más calor, como si fuera la superficie del sol.

Y, justo cuando pensaba que el mundo iba a estallar, Mashe repitió:

—Otra vez.

Yo seguí y seguí sin cejar; y, cuando me miré las manos, no vi mi carne: solo luz pura y brillante.

Levanté la vista y descubrí que Mashe estaba sonriendo. No me concentré en sus ojos, sino en su rostro. Y, en lugar de ver a Mashe, vi a Shiva delante de mí. Tan pronto como lo vi..., ¡bum, la pelota cayó al suelo! El tiempo volvió a la normalidad. Perdí la conciencia de mi respiración y avisté la ira, que se acercaba rauda. No podía hacer nada; solo miraba a Shiva, y desde algún lugar dentro de mí surgió una pequeña plegaria que decía sencillamente: «Ayúdame». E, igual que se bebió el veneno del universo, Shiva se interpuso entre la ira y mi ser. Y la rabia desapareció en algún lugar del interior del dios.

Mientras la ira se disipaba, Shiva sonrió y dijo:

—Otra vez.

Recuperé el aliento y volví a concentrarme en el espacio entre las respiraciones. Súbitamente, comprendí que cada uno hace lo que tiene que hacer: su *dharma*. La hormiga recoge alimento tanto si llueve como si no; la abeja construye su colmena tanto si hace viento como si no; el pájaro canta tanto si está nublado como si hace sol. Así pues, yo debía cumplir mi cometido, al margen de lo que hubiera sucedido en mi vida. Mientras repetía el *meypayattu* una y otra vez, concentrándome en la respiración, me di cuenta de que los elementos, por adversos que parezcan, permiten que las semillas germinen, ayudan al pájaro a encontrar su camino; y yo estoy donde estoy porque todo lo que he vivido me ha traído hasta aquí.

Solo ahora caía en la cuenta, porque, por primera vez, fui capaz de superar la ira.

No sé cuántas veces más repetí el *meypayattu*, pero al final me senté y cerré los ojos, y sentí por primera vez en mi vida que no estaba en el videojuego de otra persona. Este era mi videojuego: yo era el protagonista. Poseía plena conciencia de mi cuerpo y de todo lo que existía en derredor.

En ese momento inicié el protocolo *prati prasav*. Al hacerlo, noté una energía inmensa dentro de mí. Esta vez pude proyectar ese poder y penetrar a través de las emociones de culpa, vergüenza y rabia. A través de esta energía, pude revivir las emociones y soltarlas. Noté la conciencia fluyendo hacia arriba, la energía enroscada que fluía por mi columna vertebral. Era la *kundalini shakti*: la serpiente ascendente. Jamás había sentido algo así: desde el ombligo hasta el corazón, algo tan poderoso, tan sagrado, muy parecido a la experiencia del *shaktipat*.

Ahora, los mismos recuerdos regresaban a mi pensamiento, aunque habían perdido su carga emocional. Me veía a mí mismo regalando el coche de juguete, pero ya no estaba enfadado. Estaba feliz. Podía ver todas las cosas que habían sucedido y ninguna me pesaba. En lugar de eso, experimentaba calma, una aceptación global de todo lo que había vivido. Por primera vez, sentí que había trascendido las emociones y me notaba más ligero, como si me hubieran arrancado las flechas que llevaba clavadas en el cuerpo.

En ese estado de conciencia divina, abrí los ojos y vi a Mashe sonriendo.

En ese momento entendí la correlación: la conciencia me había aportado sabiduría. La sabiduría me había proporcionado la motivación que necesitaba para trabajar con ahínco, para llevar a cabo los protocolos. Los protocolos me habían dado la energía que necesitaba para batir mis aguas con el *prati prasav sadhana*, que, a su vez, me había otorgado la purificación, la conciencia superior.

A partir de ese momento, una vez comprendido el ciclo, mis jornadas fueron distintas. Cada día trabajaba más duro en mi Kalari. Cada día me esforzaba más en el *prati prasav sadhana*. Cada día se dibujaba una sonrisa en mi rostro.

Un día acudí a la *yagashala* con una sonrisa, preparado para cualquier cosa que Mashe me propusiera.

Pero ese día no se movía como un león. Estaba sentado tranquilamente, muy relajado. Nunca había visto a Mashe en tal estado de calma. Sonreí. Él me devolvió la sonrisa y me dijo, en una lengua que yo entendía:

—Mi trabajo contigo ha terminado.

Al decirlo, esgrimió su bastón como el arma divina de Vishnu y rompió la primera vasija, la que representaba el Brahma *granthi*.

Lo abracé, y al Shiva que había dentro de él, que me había mostrado mi verdadera naturaleza, mi capacidad, mi poder. Rebosante de amor, bendije a Mashe, le di las gracias y me despedí de él.

Cuando Mashe se marchó, me senté con Tufan frente a la estatua de Mahakaal. Mirando las dos vasijas que quedaban, la de Vishnu y la de Rudra, me pregunté: «¿Qué haré con mi respiración?». Sin embargo, por encima de todo, tenía la seguridad de que ahora poseía las herramientas para afrontar los retos de la vida, con mi cuerpo y mi respiración como compañeros incondicionales.

SAMADHI
EJERCICIO DE MEDITACIÓN

Siéntate en una postura cómoda, relaja el cuerpo y medita sobre el sol. Imagina que el sol es un amigo que encarna toda la positividad, la divinidad y la fuerza que necesitas.

Inspira contando hasta tres mientras sientes cómo la luz del sol fluye hacia tu cabeza y recorre todo tu cuerpo.

Espira contando hasta tres y libera la luz de tu cuerpo a través de la cabeza, hacia el sol.

Un, dos, tres: inspira profundamente. Tres, dos, uno: espira del todo.

Repite el ciclo completo durante diez minutos respirando con tanta potencia y profundidad como puedas.

CAPÍTULO 16

Dos pájaros en un árbol

विद्यासमुत्थाने स्वाभाविकेखेचरी शिवावस्था

Al elevar su conocimiento inherente, uno alcanza el estado más elevado de conciencia, que es el estado de Shiva.

Cierto día, en Lucknow, alguien pidió prestado un reproductor de DVD y una copia de la película *Los miserables*, con Liam Neeson en el papel de Jean Valjean. Cinco jóvenes monjes y yo nos sentamos a ver la película en una pantalla minúscula y yo me quedé estupefacto por la fuerza de la interpretación y la emoción de la historia. Cuando terminó, me levanté de un salto, dispuesto a aplaudir con toda mi alma, pero miré a mi alrededor y vi que los otros cinco estaban profundamente dormidos, roncando con la boca abierta y los ojos cerrados.

Es increíble lo distintos que somos los seres humanos. Me enseñaron que, al igual que cada persona tiene una mano dominante, cada uno posee un sentido dominante. Percibimos el mundo a partir de ese sentido preponderante. Este principio se percibe en la manera de rezar de la gente. Una persona cuyo sentido dominante sea el oído cantará para ensalzar a Dios. Alguien más visual dibujará imágenes gloriosas del ser divino. Una persona eminentemente olfativa utilizará incienso y fragancias para conectar con la divinidad. En la India, alguien cuyo sentido predominante sea el gusto preparará *chappan bhog*, cincuenta y seis platos en nombre de Dios. Cada persona cree que su camino hacia la divinidad es el adecuado. Del mismo modo, cada ser humano, según sus sentidos dominantes y sus experiencias pasadas, percibe el mundo de una manera distinta.

Mi trabajo consistía en acompañar a las personas por el *prati prasav* porque, después de haber trabajado con Mashe, estaba convencido de que la curación era posible. Quería que los individuos experimentaran la sanación que propiciaba el profundizar en el proceso del *prati prasav* como yo lo había hecho, así que intentaba guiarlos en ese viaje. Sin embargo, aunque todos pertenecemos a la misma especie, *Homo sapiens*, somos como la noche y el día en los aspectos más insospechados. Algunas personas, igual que yo durante *Los miserables*, tenían experiencias prodigiosas que les cambiaban la vida; otras eran como mis cinco compañeros, que roncaban con la boca abierta. Yo no entendía nada. ¿A qué se debía?

Reflexionando sobre mi estancia en varios monasterios con distintos monjes, advertí que los esfuerzos de cada cual por acercarse a la divinidad daban frutos muy distintos y me sumí aún más en la perplejidad. Si el mundo se rige por una lógica matemática, ¿por qué, cuando aplicamos los principios del *prati prasav*, a veces dos más dos suman cuatro y a veces suman diez y uno? Ni siquiera once, ¡diez y uno! Al principio imaginé que el proceso se parecía a esos medicamentos que advierten:

«Algunas personas pueden experimentar picor, mareos o diarrea. Si nota alguno de esos síntomas, consulte a su médico». Tal vez el *prati prasav* funcionara de ese modo: tenía la capacidad de curar, pero también podía provocar efectos secundarios o no dar resultado.

Me sentía profundamente conectado cuando alguien se curaba a través del *prati prasav*. A medida que mis bloqueos energéticos iban cediendo, descubrí que anhelaba esa conexión con más intensidad que nunca. La empatía y la compasión aumentaban en mí por momentos, pero no conseguía entender por qué algunas personas mejoraban tanto y otras casi nada. Mi curiosidad se convirtió en una pasión, casi una obsesión: cómo encontrar el camino al corazón de una persona para que pudiera sentir la misma felicidad que yo había experimentado.

En ese instante recibí una invitación para reunirme con mi padre. Llegó en un momento oportuno, porque había trabajado en terapia con mucha gente y había empezado a comprender lo que significaba el concepto de «padre» para otras personas: una persona que jugaba con ellos, los abrazaba, se aseguraba de que tuvieran la ropa limpia y alimento en el estómago. Mi relación con mi padre era muy distinta. Así que acudí al encuentro con grandes expectativas.

Sin embargo, ya sabes que mi padre era un *siddha*. *Siddha* significa literalmente 'perfección'. Mi padre, los monjes que conocí en el monasterio, Mashe..., todos ellos eran *siddhas*, personas que han conectado con el yo inmortal, libres de las cadenas del apego y de la vida misma.

A los *siddhas* no se les aplica el karma. Ellos trabajan el *dharma*. El karma implica que naces para saldar las deudas del pasado. Un *siddha* no nace para saldar sus deudas, sino para cumplir con su deber, el *dharma*. Y su deber es ayudar a las personas que están recorriendo un camino espiritual. Los *siddhas* han tenido que vivir muchas vidas para llegar adonde están, así que comprenden la lucha. A través de su naturaleza compasiva, ayudan a las personas que aún están en el sendero.

El caso es que mi padre *siddha* me había mandado llamar. Me emocioné mucho, porque no lo había visto desde que empecé a trabajar con Mashe. Al mismo tiempo, tenía un montón de ideas recién adquiridas sobre lo que puede ser un padre, gracias a mi trabajo con distintas personas. Ideas de cómo se comportan los padres con los hijos y las expectativas de los hijos respecto a los padres. Pensaba en todas estas cosas y creaba todo tipo de escenarios en mi mente: «Cuando me encuentre con mi padre, le diré esto y aquello y haré lo de más allá».

A esas alturas, mi padre había adquirido fama en la India como maestro que estaba abierto a ofrecer su guía a las personas. Muchos sabios no comparten sus conocimientos con el mundo, pero mi padre era famoso porque se mostraba accesible y enseñaba sin discriminar, viajando por todo el país para llegar al mayor número de personas posible. Hombres y mujeres, gente de todas las confesiones, acudían a él para aprender. De ahí que siempre hubiera una multitud congregada a su alrededor y que lo envolviera un halo místico. Se lo consideraba un prodigio.

Seguramente por eso prefería vivir cerca de alguna ciudad, pero nunca dentro, sino en algún lugar que pudiera acoger a una gran multitud. Esta vez me llevaron a uno de sus *ashrams* para que me reuniera con él. Estaba en las afueras de la ciudad, una zona rural rodeada de naturaleza salvaje. Seguimos viajando hasta que llegamos a un camino de tierra, y al final de ese camino había un pequeño complejo. En ese complejo se alojaba mi padre. El *ashram* estaba lleno de gente que había ido a verlo. Cuando me llevaron a la habitación donde estaba mi padre, lo vi sentado al fondo, ante un grupo de personas.

Mi corazón bombeaba con tanta potencia que podía oír cada uno de los latidos. Yo caminaba como si fuera el rey del mundo, un príncipe que regresaba del exilio. Todo el mundo debía de notar que yo era diferente, eso pensaba. Nadie allí sabía que era su hijo, pero seguro que proyectaba un aura de grandeza, algo que le decía al mundo que yo era especial. Estaba sediento de amor, de reconocimiento, de atención. Nunca había tenido un padre en el sentido tradicional. Solo había tenido un gurú. Y ahora, aunque era un adulto, pensaba: «Sería maravilloso que me quisiera como a un hijo». Todo el mundo en aquel salón recibía la atención de mi padre, pero yo pensaba que estaría bien que me quisiera un poco más que al resto.

Me senté, esperando recibir un trato especial. Mi padre seguía hablando con la gente. «Quizá no se ha dado cuenta de que su hijo está aquí —pensaba yo—. ¡A ver si me mira!».

Pasó una hora, luego dos, y ya anochecía. Yo empezaba a sentirme incómodo. Y entonces, por fin, volvió la vista hacia mí. Me llamó:

—¡Ishan! Ven aquí.

Me invadió un sentimiento de orgullo. «¡Sí! Me ha llamado: sabe que he superado mi Brahma *granthi* y que ahora tengo grandes poderes espirituales, y que entiendo mi cuerpo y esto y aquello y... que soy mejor que todos los que están aquí sentados».

Mientras me levantaba, me quedé mirando a la gente que me rodeaba. «Sí, ¿lo veis? ¡Os lo dije, soy increíble!».

—Ishan, ven aquí.

Me acerqué a mi padre y me dijo:

—Ishan, tengo un trabajo para ti.

Mi memoria muscular se activó. Toda la vida me habían educado para obedecer. Asentí y esperé la orden de mi gurú.

—Lleva a Shambho a dar un paseo.

—¿A Shambho? —pregunté extrañado—. ¿Quién narices es Shambho?

—Mira, acompaña a este señor. —Señaló a un hombre que había allí cerca—. Él te mostrará a Shambho.

Acompañé al caballero a la parte de atrás. Allí nos esperaba el toro más enorme que había visto en mi vida. Tenía unos cuernos tremendos y era tan fuerte que habría podido reducir a polvo cualquier lugar de haber querido.

—Este es Shambho —me dijo el hombre.

Estiré el cuello para mirar al toro. A su lado, yo era diminuto. Nervioso, agarré la cuerda que llevaba atada al cuello. Empecé a caminar y, para mi sorpresa, Shambho me siguió, dócil como un corderito. Se limitaba a masticar, como si estuviera mascando chicle. Shambho estaba relajado, tranquilo; cuando yo caminaba, él me seguía.

Salí del complejo y me adentré en la naturaleza salvaje de los alrededores. No dejaba de pensar: «¿Por qué no me trata como a alguien especial? ¡Soy su hijo!». Durante mi época como terapeuta, había aprendido que los padres se pasan toda la vida cuidando de sus hijos, así que me molestó que lo primero que hiciera mi padre al verme fuera asignarme una tarea tan humilde. ¡Ni siquiera me había preguntado cómo estaba! Podría haber estado sufriendo. Por supuesto, no era así, yo estaba de maravilla. Y él había buscado a Mashe, que me había mostrado el camino para que pudiera curarme. Pero un pensamiento persistía en mi mente: «¿Por qué parece que no le importe?».

Yo caminaba y caminaba, el toro me seguía y yo continuaba

dándole vueltas a la cabeza, cada vez más molesto. La tristeza tiene esa magia: hace que el tiempo pase con lentitud. Es como arenas movedizas. Te hundes en ella y te quedas atrapado en el tiempo, inmerso en tu melancolía. En Alaska hay un bisonte de la Edad de Hielo: lo llaman Blue Babe. Durante una glaciación quedó atrapado en la nieve y el cuerpo se momificó. Después de decenas de miles de años, un buscador de oro se topó con el bisonte perfectamente conservado. Con la tristeza ocurre lo mismo: te quedas atrapado en un pensamiento. Aun después de diez mil años, tú sigues ahí pensando en lo mismo. Por suerte para mí, no fueron diez mil años, sino solo una hora y media.

Cuando empezó a ponerse el sol, miré alrededor y me di cuenta de que me había extraviado. No había ningún camino. Solo árboles. Recuerda que estábamos en la selva india, donde hay leopardos, serpientes e incluso bandas buscando un pantano para deshacerse de un cadáver. Y yo estaba solo con Shambho en esa selva. En cuanto me di cuenta de que estaba perdido, me puse nervioso. Empecé a corretear de acá para allá. Incluso siendo presa del pánico, era consciente de que Shambho, ese gigante gentil, no estaba asustado. Su mirada seguía siendo tranquila y continuaba masticando como si nada. Me dio rabia; quería que Shambho estuviera tan histérico como yo. Así que tiré del maldito toro y lo arrastré conmigo. Me pasé quince o veinte minutos dando vueltas para tratar de orientarme. Intenté trepar a un árbol para averiguar dónde estaba, pero solo veía naturaleza salvaje. Cuando se puso el sol y empezó a anochecer, perdí la esperanza. Pensé: «Se acabó. Estoy en plena naturaleza con un toro. El toro es grande y fuerte. Yo no, y no sé qué va a ser de mí». Me rendí y me preparé para morir.

Entonces, algo cambió. Al salir del complejo, yo iba delante y el toro detrás. Pero ahora Shambho iba delante y yo detrás, mirando al suelo y pensando en todo lo que me podía pasar en ese lugar, perdido en medio de la selva.

Después de seguir al toro durante un rato, levanté la vista y vi el complejo del *ashram*. Hice un gesto triunfal. «¡Hurra! ¡Estoy salvado!». Miré al toro y el toro me devolvió la mirada, seguramente pensando que estaba chiflado. Pero lo más loco era que hubiera atravesado semejantes picos y valles de emociones en las últimas dos horas: ilusión, tristeza, miedo y luego ilusión una vez más. Durante todo ese tiempo, Shambho había permanecido tranquilo y en paz. Era mi primera vez en ese bosque, pero el toro había recorrido el mismo sendero mil veces. Shambho conocía el camino.

Cuando regresé al complejo, até al toro detrás del edificio. Oía la voz de mi padre, que hablaba con algunas personas reunidas en el interior. Les estaba contando una historia de los Upanishads, unos libros antiguos que se transmitieron de forma oral antes de que existiera la historia escrita.

—Nuestra mente se comporta como dos pájaros en un árbol —decía mi padre—. Uno es un pájaro silencioso. Posado en la rama más alta del árbol, observa al segundo. El segundo pájaro, ruidoso e inquieto, salta de rama en rama. El segundo pájaro, el agitado, es nuestro yo consciente; y el primer pájaro, el que observa, es nuestro sabio subconsciente.

Yo escuchaba y empecé a relacionar la historia de mi padre con lo que acababa de vivir. Me veía a mí mismo como el pájaro agitado que saltaba de rama en rama, y a Shambho como el observador sabio que no se inmutaba. Él conocía la senda, el camino de vuelta a casa.

Eso es lo enloquecedor de los *siddhas*: sus enseñanzas no son como un libro de recetas. ¡Qué fácil sería la espiritualidad si se pudiera aprender como quien prepara un plato! Haz esto, luego aquello, añade tal cantidad de esto y tal cantidad de lo otro. Las enseñanzas de los *siddhas* son más bien como un acertijo: una adivinanza compleja y poética. El acertijo está a la vista de todos, como un manzano; sin embargo, solo unos pocos sabios pueden descifrarlo, como Isaac Newton sentado bajo su árbol.

Mi padre siguió hablando. Yo me quedé allí, escuchando. Y, mientras él continuaba relatando su historia, se detuvo un momento. Volviendo la vista hacia mí, dijo:

—Shambho.

Shambho era el nombre del toro. Pero también es otro nombre de Shiva. Ahora me daba cuenta de que Shambho era el sabio subconsciente, el camino de vuelta a casa.

SAMADHI
EJERCICIO DE MEDITACIÓN

Sentado en una postura cómoda, cierra los ojos y relaja el cuerpo.

Visualiza a tu dios, el ser supremo, como una forma de energía divina delante de ti.

Concéntrate en el corazón y visualízalo como una puerta de entrada a tu cuerpo.

Mientras inspiras contando hasta tres, imagina que la luz del ser supremo fluye desde tu corazón hacia el resto del cuerpo. Mientras espiras contando hasta tres, entrégate a través del corazón al ser supremo.

Inspira contando hasta tres y luego espira contando hasta tres. Medita la idea de que con cada inspiración hay menos de ti y más de Dios.

Sigue haciendo este ejercicio durante quince minutos.

CAPÍTULO 17

Enamorarse de Shiva

अभिलाषाद् बहिर्गतिः संवाह्यस्य ।

A causa de los deseos que le inspiran objetos externos, el individuo va de vida en vida.

¿Nuestras acciones pasadas marcan nuestro destino? Este es el concepto del karma tal como se conoce en Occidente y en algunas filosofías tradicionales de Oriente. Según esta formulación de la teoría del karma, los pensamientos, las palabras y los actos positivos serán recompensados con consecuencias positivas, mientras que los pensamientos, las palabras y los actos negativos derivarán en consecuencias negativas. Sin embargo, la tradición *siddha*, mi tradición, nos enseña que la carga del karma existe únicamente porque estamos sumidos en un sueño profundo. Cuando despertamos, nuestra conciencia se eleva y comprendemos que la esclavitud solo era una ilusión. Una vez despiertos no hay apego... y en lugar del apego aparece la libertad. No es necesario que nos esforcemos durante miles de años, a lo largo de muchas vidas, para compensar cada uno de nuestros actos. En lugar de eso, uno practica la *sadhana* y se libera.

Piensa en la diferencia entre el enfoque del karma y el enfoque del *siddha* a partir de este ejemplo. Cuando conduces un coche, tienes que estar pendiente de las normas de tráfico, de cada curva de la carretera, de cada bache. Tus pensamientos se reducen a «¿giro por aquí?, ¿debo pararme en esta intersección?, ¿por qué lado de la carretera tengo que circular?» (¡esta última pregunta es muy importante si conduces en un país extranjero!). Cuando viajas en avión, todas esas preguntas son irrelevantes y te liberas de ellas. La manera de llegar al destino es distinta y tu perspectiva se transforma.

Tanto si creemos en el karma como si no, muchos de nosotros vivimos encerrados en la prisión eterna de nuestros antiguos actos. La rabia, el miedo, el dolor y la pena limitan y definen nuestra conducta en el presente. También en ese caso necesitamos despertar.

El *prati prasav* arranca a las personas de un sueño profundo. Vi a muchas conectarse con el Shambho, el ser divino, a través del *prati prasav.* Comprendían el sinsentido de sus apegos anteriores y su naturaleza cambiaba.

Sin embargo, no le pasa a todo el mundo y eso me provocaba un gran desconcierto. Trabajé con personas que no podían acceder al *prati prasav.* A causa de sus sentidos dominantes y de experiencias pasadas, no conseguían conectar con su yo divino a través de esta vía.

Alguien que nunca ha meditado necesita someterse a una preparación, igual que hace falta labrar el campo antes de sembrar las semillas. Comprendí que las secuencias que me había enseñado Mashe podían constituir la preparación del proceso más profundo del *prati prasav*. Los yoguis llevaban empleando esas técnicas desde tiempos inmemoriales para alcanzar determinado estado. Más tarde, esas secuencias se convertirían en los pilares del sistema que yo denominaría Yoga de los Inmortales. Sencillamente, organicé estas prácticas ancestrales de tal modo que cualquiera pudiera llevarlas a cabo. Algunas de ellas son los *samadhis* que he incluido en este libro.

En mi infancia, los niños contaban un chiste que dice así:

«Había un hombre en un mercado vendiendo abanicos chinos, el clásico abanico que agitas con la mano para crear una brisa que te refresque. Les decía a los clientes:

»—Este abanico es indestructible. Tiene garantía de cien años.

»Un hombre se acercó al puesto y compró el abanico chino con garantía de cien años, se lo llevó a casa y, casi de inmediato, el abanico se rompió. Así que volvió al puesto y habló con el vendedor.

»—Usted dijo que este abanico era indestructible, pero me ha durado menos de un día. ¿Cómo es posible que sea tan necio de afirmar que un abanico tan endeble duraría tanto tiempo?

»—No, el necio es usted —respondió el vendedor—. Es un abanico especial y hace falta una técnica particular para usarlo. No hay que agitar el abanico adelante y atrás, sino sostenerlo delante de la cara y mover la cabeza de lado a lado. ¡Entonces dura cien años!».

En ocasiones, los maestros de meditación y de yoga cuyos métodos no funcionan con sus alumnos afirman que el método es correcto, pero que el alumno lo está haciendo mal. ¡Error del usuario!

Mi padre me envió de vuelta a casa con un mensaje encriptado: Shambho. Shiva. Pero yo veía que algunas personas no conectaban con Shambho. Y sabía que esos aprendices no tenían la culpa: no existe el error de usuario. Pero yo anhelaba de todo corazón encontrar una manera de despertar en esas personas el deseo y la capacidad de conectar con Shambho.

Mi trabajo siempre había sido muy sencillo: ayudar a los seres a transitar de *avidya* a *vidya*: de la falta de conocimiento al conocimiento. Y ellos siempre habían caminado junto a Shambho igual que yo caminé con el toro; el ser superior nos acompaña en todo momento. Sin embargo, abusamos del toro: lo empujamos, tratamos de dominarlo, intentamos que vaya por donde nosotros queremos. Rara vez aceptamos el consejo de nuestro yo superior; rara vez miramos hacia dentro, nos conectamos con el ser divino y escuchamos su voz. Mi trabajo consistía en limpiar las mentes de las personas igual que una limpiadora barrería una casa para hacerla habitable. Una vez que la mente volvía a ser habitable, el ser superior de la persona podía instalarse. Y, una vez que *vidya* está ahí, las personas ya no precisan que yo limpie tan profundamente. Tal vez me necesiten si se atascan en alguna ocasión, pero a partir de ese momento vivirán una historia de amor con Shiva en sus corazones. El sistema funcionará por sí mismo.

Ya te he hablado del día que me topé con un oso en el bosque y me quedé paralizado. Sin embargo, el relato que te he contado era la versión edulcorada con final feliz y no la historia completa. Permite que ahora te lo cuente todo.

Un día estaba paseando por el bosque y vi frente a mí un precioso osezno. Era tan encantador que el amor y la alegría inundaron mi corazón al instante y decidí cuidar de ese pobre osito huérfano. Si había sido capaz de cuidar una hiena, ¿por qué no iba a hacer lo mismo con un osezno indefenso? Lo estaba contemplando con adoración, absorto en mis planes para adoptarlo, cuando, de golpe y porrazo, descubrí que tenía delante a una gigantesca mamá oso. La fiera se irguió sobre mí y lanzó un poderoso rugido de rabia.

En ese momento comprendí que lo que decían los manuales no era cierto. Los libros afirmaban que, cuando te encuentras cara a cara con algo que te provoca un miedo tremendo, experimentas una reacción de huida o lucha. Yo experimenté algo que los libros más modernos denominan *parálisis*. Miré a la osa y me quedé petrificado. Olvidé que era un experto en artes marciales, como si eso importara. ¿Iba a practicar el kung-fu con un oso? Olvidé que era un monje, como si eso cambiara algo. ¿Me iba a poner a entonar mantras? Olvidé que era un yogui, ¿y qué? ¿Iba a adoptar la postura del perro con el oso? Simplemente, me quedé paralizado delante de la furibunda mamá osa.

Lo único que me vino a la mente fue la frase que Babaji me dijo en Dwarka y tantas veces después: «Shiv, Shivanand, Shiv Yogui». *Shiv* significa 'poder infinito'; *Shivanand* hace referencia al gurú, y *Shiv Yogui* se refiere al discípulo. La frase expresa la confianza que debe tener el alumno en que está recorriendo el sendero correcto. Así que dije en voz alta:

—Shiv, Shivanand, Shiv Yogui.

Esa frase me otorgó fuerza. Me otorgó energía. Me otorgó sabiduría. Y la sabiduría que me dio (aunque los expertos en osos no estarían de acuerdo con mi estrategia) fue «corre». Y así lo hice: corrí como alma que lleva el diablo mientras repetía mentalmente: «Shiv, Shivanand, Shiv Yogui. Shiv, Shivanand, Shiv Yogui. Shiv, Shivanand, Shiv Yogui». Ni siquiera miré atrás para ver si el oso me perseguía; me limité a alejarme a la carrera. Lo único que me alentaba eran la esperanza y la confianza; confianza en que el alumno siempre lleva dentro la divinidad y la fuerza.

De súbito, en ese instante, todo encajó. Confié en que la divinidad me salvaría del oso y ese pensamiento me otorgó las fuerzas para correr como el viento. Así que corrí. Y el oso no me atrapó.

Entonces, pensé: «¿Y si no hubiera confiado? ¿Y si no hubiera albergado esperanza? Me habría quedado paralizado y el oso habría merendado carne picante: yo». La verdad es que no sé qué sabor tengo, pero supuse que sería picante.

Cuando me perdí en la selva con el toro Shambho, me rendí y perdí la esperanza: por eso seguí a Shambho por el camino de vuelta. Pero me di cuenta de que Babaji pretendía decirme que debía encontrar la confianza y la esperanza en el yo superior, en Shambho, antes que nada, antes incluso del *prati prasav.*

A partir de ese día empecé a pasar más tiempo con las personas que acudían a hacer la terapia *prati prasav.* Empecé a esforzarme para que disfrutaran y valoraran (incluso amaran) el proceso. Practicaba el *satsang* con ellos y les contaba historias de Shiva. Por muy impenetrables que sean nuestras defensas, a menudo una historia se abre paso hasta el corazón y, una vez allí, estalla en lo más profundo de nuestro ser.

Antes trataba el *prati prasav* como una cadena de montaje: atendía a una persona y luego a otra. Como era un proceso meramente mecánico que no implicaba al corazón, las personas que tenían dificultades para acceder al *prati prasav* fracasaban, porque carecían de esperanza o no confiaban en el proceso. ¿Y las personas que lo conseguían? De alguna manera, en el fondo de su corazón, albergaban amor: por los monjes, por el monasterio, por Shambho... Por Shiva. Solo porque existía ese amor lo conseguían. Ahora comprendía que, para asegurarme de que el *prati prasav* funcionase, tenía que unir a las personas, conseguir que amaran a Shambho antes de hacer la terapia.

Lo hermoso de la humanidad es que aprendemos unos de otros. Antes acompañaba en el *prati prasav* a una sola persona en cada ocasión porque pensaba que el camino espiritual era una senda muy solitaria. Creía que uno tenía que estar a solas consigo mismo en una cueva, en una montaña o debajo de un árbol. Pero en ese momento me daba cuenta de que faltaba el factor comunitario. Al fin y al cabo, yo nunca estoy solo. Incluso estando en una montaña, en una cueva o debajo de un árbol, Shiv, Shivanand y Shiv Yogui están siempre presentes a través de mi respiración. El dios, el gurú y el alumno caminan juntos en todo momento.

Hay algo increíble en el modo que tienen las personas de inspirarse mutuamente. Si en una multitud hay un individuo que ha descubierto su Shambho, que ha crecido, evolucionado, ascendido y sanado, esa persona genera esperanza en otro de forma automática. Y, cuanto más vea ese otro que los demás se benefician y se elevan, más se esforzará en su propio *sadhana samadhi* y más se le despertará el amor por su dios. Sin la inspiración que nos aportan las personas que han llegado un poco más lejos, la duda siempre está ahí. Es como ver un anuncio en el que aparecen personas disfrutando de algo (quizá, de una chocolatina Snickers) y pensar: «Me veo haciendo eso».

Cuando empecé a reunir a personas para que practicaran el *prati prasav* de manera grupal, aquellos que conseguían liberarse y soltar lastre se convertían en una inspiración para los que seguían paralizados por sus miedos. Quizá hoy no pudieran cortar las cadenas; tal vez mañana tampoco. Pero ahora, al menos, veían que era posible y que algún día experimentarían un gran cambio. Cuando la aceptación de que era posible y la esperanza de ver a otros florecer les llegaban al corazón, se iniciaba la transformación. Empezaban a comprender, a comprometerse, a relajarse, a abrirse al proceso. El aspecto esotérico desaparecía. Antes quizá pensaran: «Llegará el gurú, haremos el *prati prasav* y viviremos felices por siempre: fin». Pero ahora todo estaba al descubierto, ya no valían los cuentos de hadas. Había toda una comunidad creciendo a la par, sanando a la par, enamorándose de Shiva a la par.

Cuando las comunidades empezaron a prosperar, la reacción en cadena fue imparable, como una fusión nuclear: solo hace falta calor y un empujón para que se produzca la colisión de tal modo que los átomos se fusionen y liberen su energía. Ahora imagina la divinidad, la esperanza, la confianza y el amor extendiéndose de una persona a otra como una onda sagrada a través de las aguas del mundo. Una persona sana y se transforma, otra se inspira y cambia también, y así sucesivamente. Cuando presencias ese tipo de reacción en cadena, sabes que estás viendo una forma de inmortalidad: la divinidad que albergamos, imparable e infinita.

La esperanza y la confianza son grandes fuerzas de motivación, es cierto. La cuestión es: ¿cómo llegamos a ese estado de esperanza y fe? Hace falta amor divino para que lo una todo.

A menos que nos dejemos aconsejar por el ser superior, estaremos paralizados como un ciervo delante de los faros de un coche o un niño que se encuentra con un oso en el bosque. Pero, gracias a la esperanza, a la confianza y al amor, somos capaces de hacer el esfuerzo que requiere salir de la inmovilidad. A través de ese esfuerzo nos conectamos con la parte más profunda y poderosa de nosotros mismos y ocurren los milagros.

En los momentos más críticos estamos abiertos al cambio más profundo si hacemos el esfuerzo. No obstante, para superar la inercia, la fuerza que necesitamos radica en la esperanza, la confianza y, por encima de todo, el amor divino.

El ser superior, el Shambho interior, tiene el poder. De ahí el dicho: «Tú eres el creador de tu propio destino». Puedes escribir el destino con tus propias manos. Puedes escribir tu camino.

A medida que la comunidad crecía, el *granthi* del corazón empezó a disolverse entre nosotros. Ese *granthi*, ese bloqueo, solo se disuelve cuando hay amor. Es increíble lo mucho que pueden crecer nuestros corazones si los dejamos, y cuánto pueden albergar. Los *mahasiddhas* dicen que el universo está dentro de nosotros. Sin embargo, para que el universo tenga cabida en el ser, el amor debe extenderse y abarcar el universo.

Un día oímos un gran alboroto. Todo el mundo miró en derredor y le pregunté a alguien que tenía cerca:

—¿Qué ha pasado?

—¡Ah! Shambho, el toro, se ha escapado —me dijeron.

Fui a ver adónde había ido Shambho. Puede que fuera casualidad o tal vez fuera el destino, pero el toro había entrado en la sala de entrenamiento y había roto la segunda vasija: la que representaba el Vishnu *granthi* del corazón, el apego emocional, la segunda de las tres vasijas que Mashe había colocado allí. Sentado junto a la vasija rota, Shambho me miró. Todavía rumiando, tan tranquilo y relajado como siempre, parecía señalar con la cabeza la tercera y última vasija, como si me indicara que yo ya estaba listo para dar el paso final.

Sabía que había llegado el momento de proseguir mi viaje. Por más que ahora amara Lucknow, por maravillosa que fuera la comunidad que había creado allí, era hora de que Tufan y yo pasáramos al siguiente capítulo. A lo desconocido. ¿Qué podía salir mal? Al fin y al cabo, tenía amor, esperanza y confianza.

SAMADHI
EJERCICIO DE MEDITACIÓN

Inspira profundamente y, mientras espiras, entona el mantra *om* de viva voz, alargándolo tanto como puedas.

Dirige el sonido a la coronilla. Nota la vibración que empieza en la cabeza y se extiende al resto del cuerpo.

Mientras lo entonas, siente la reverberación en cada célula de tu cuerpo.

Repite once veces el proceso.

CAPÍTULO 18

En busca de la idea de espiritualidad

सोऽहं हंसा शिवा

Soy el cisne que alza el vuelo para fundirse con Shiva.

A veces, uno tiene la capacidad de ayudar a mucha gente, pero no recibe esa misma ayuda. Piensa, por ejemplo, en un médico: dedica toda su energía y atención a sus pacientes, pero no tiene a nadie que le dispense el mismo grado de cuidado y atención. O en un músico de talento, que vierte todas sus emociones en su interpretación y acaba agotado. Por si fuera poco, los trabajadores de la salud y los terapeutas podrían descubrir que, a medida que las personas a las que cuidan mejoran y superan la negatividad, a veces dejan un residuo oscuro en la persona que los ha ayudado.

En mi viaje espiritual todavía no había alcanzado el punto más álgido; yo no era uno con la energía infinita. Así pues, en mi capacidad finita, ayudaba a las personas que acudían a mí lo mejor que podía, pero esas personas me iban dejando capas y capas de residuos. Aunque hacía mis meditaciones y cumplía los protocolos con gran dedicación, a veces los residuos me afectaban. Veía a esas personas alcanzar las energías divinas más elevadas y pensaba: «Han alcanzado estas alturas porque yo les sostengo la mano y los ayudo. Ojalá alguien me sostuviera la mano a mí para que yo pudiera hacer lo mismo».

Mucho tiempo atrás vivió en nuestro monasterio un gran monje llamado Sumedha Maharshi. Él y todos sus discípulos habían alcanzado la iluminación. No solo poseían un gran conocimiento intelectual, sino que también comprendían el mundo y el funcionamiento de toda la materia a fondo.

Un día, un rey lo perdió todo en una batalla contra sus rivales. En su exilio, mientras vagaba por el bosque a lomos de su caballo, encontró el monasterio. Además, había por allí un comerciante que había sido expulsado de su casa por su esposa, quien había conspirado con su amante para quitarle todo lo que tenía. Vagaba sin rumbo por la selva y se topó también con el monasterio.

Sumedha Maharshi los acogió a ambos y los entrenó para que pudieran trascender el yo y alcanzar la iluminación, o, al menos, recorrer el camino espiritual. Lo que este gran monje proporcionó al rey y al mercader fue una especie de clase magistral de psicología, transmitida a través de historias sobre la diosa sagrada Shakti. Sumedha Maharshi les contó que Shakti tuvo que deshacerse de muchos demonios para que se hiciera la luz. Esos demonios representan nuestras aflicciones psicológicas: entre ellos estaban Dhumra Lochana, que literalmente significa 'niebla delante de los ojos' y simboliza la depresión; Raktabija, que encarna nuestra sed insaciable de placeres materiales, y Apasmara, que representa la ignorancia espiritual. A medida que evolucionamos y ascendemos, las cualidades del demonio al que intentamos derrotar van cambiando.

Al final, Shakti los venció a todos. Sumedha Maharshi les explicó al rey y al mercader:

—Igual que la diosa venció a estos demonios, vosotros tenéis que vencer vuestros tormentos. Entonces seréis libres.

Les enseñó a meditar; y, tanto el rey como el mercader, superaron sus aflicciones, una tras otra. Una vez que se fundieron con la luz, Sumedha Maharshi les preguntó:

—¿Qué deseáis?

—Quiero venganza —respondió el rey—. No podré vivir en paz hasta que me haya librado del rey tirano que gobierna mi reino. Quiero aprender los secretos de Shakti para volver y utilizarlos para recuperar el poder.

—Toda mi vida trabajé con ahínco para crear mi negocio y mantener a mi esposa, y me expulsaron como si yo no fuera nada —respondió el mercader—. Pero ahora solo quiero saber por qué estoy aquí. Qué sentido tiene esta vida. He experimentado cierta alegría y felicidad con la *sadhana*, pero ahora quiero experimentar la alegría mayor del *samadhi*. Eso es lo que he encontrado aquí: me gustaría profundizar y fusionarme con el infinito.

Sumedha Maharshi los bendijo a los dos. Y cuentan que el comerciante siguió aprendiendo y se convirtió en un gran monje, mientras que el rey tomó lo que había aprendido y lo utilizó en su propio beneficio material. Recuperó el poder e incluso acumuló aún más del que tenía antes del exilio.

En cierto modo, el rey ganó la batalla contra su Apasmara, pero solo hasta que alcanzó un nivel que le proporcionó consuelo y satisfacción. El rey no necesitaba más: se conformaba con lo que había conseguido. Pero el mercader había probado el sabor de la divinidad. Había empezado a comprender la cualidad ilusoria de este mundo, la naturaleza transitoria de la existencia. No quería nada que no fuera el premio definitivo, el mayor regalo. Así que el mercader trabajó para eliminar todos los *samskaras* y acabó venciendo al Apasmara en su totalidad.

Muchas de las personas que acudían al monasterio me recordaban al rey y al mercader. Algunas, como Suzie y Barbara, iban allí para aprender algo concreto con la intención de llevarlo de vuelta a su mundo y utilizarlo como mejor les pareciera. Incluso después de alcanzar tanta tranquilidad y felicidad, todavía tenían un objetivo en mente que acabaría por abrirse paso hasta su desarrollo espiritual. Y luego estaban aquellos quienes, como el mercader, rompían con la vida materialista y las limitaciones mortales y ya no deseaban volver a esa vida. No se conformaban con nada que no fuera la divinidad.

Algunos de los que venían al monasterio no pasaban mucho tiempo con nosotros. Pronto sentían deseos de volver al mundo para vivir su vida habitual. Sucedía especialmente en el caso de los «reyes», aquellos que pretendían conseguir algo concreto con su nuevo conocimiento. Querían aprender lo más rápido posible y luego utilizar lo aprendido para sus propios fines. No digo que eso esté mal: todos y cada uno de los productos de bienestar, modalidades de yoga y medicinas son la creación de algún rey al que un maestro como Sumedha Maharshi le ofreció compasión. Cada persona tiene su propio camino: Sumedha Maharshi lo entendía, y yo también. Además, entendía mi papel en ello y sabía que yo estaba allí para ayudarlos a averiguar lo que buscaban.

Veía cómo se aceleraba el crecimiento espiritual de los «comerciantes» que acudían al monasterio, hasta qué punto era hermosa y completa su transformación. Se conectaban con el Shambho, y la *sanjeevani* del universo fluía a través de ellos para sanarlos. Se sentaban en *sadhana* durante horas seguidas en un estado de absoluta dicha. Pero yo sentía un poco de envidia, porque era yo quien les tomaba la mano y los ayudaba a llegar a su destino. ¿Quién me daba a mí la mano y me ayudaba a llegar al mío?

Había venido a Lucknow para sanar y, en mi camino hacia la sanación, aprendí muchas cosas y ayudé a mucha gente. Cumplí la tarea divina del *prati prasav* y se lo entregué a los buscadores, sin distinguir entre comerciantes o reyes. Había hecho mi trabajo. Pero, al ver a estos comerciantes entrar en los estados de meditación más elevados, yo quería experimentar lo mismo. El *shaktipat* volvió a obsesionarme: el sabor que mi gurú me había dejado probar, la dicha que había alcanzado y luego perdido.

Yo era como un piloto que transporta a sus pasajeros a lugares exóticos para que descansen, encuentren el amor y sean felices mientras él se queda atrapado en el avión, ayudando siempre a los demás a llegar a su destino, pero condenado a no alcanzar nunca el suyo. Mi Shiva interior me llamaba y, a medida que el deseo crecía, todo lo demás empezaba a parecerme una distracción. Era como un adicto con el síndrome de abstinencia al que cada acontecimiento, cada conversación, le recuerda la energía que anhela. Obtenía pequeños sorbos del *shaktipat*: cuando alguien entraba en un estado profundo de *samadhi* y su *amrita* fluía, una gota de lo que estaban experimentando caía sobre mí. Pero esas gotas no eran suficientes para saciar mi sed.

El pensamiento empezó siendo una pequeña chispa que fue creciendo cada día hasta convertirse en una llama.

Durante treinta años, un monje santificado vivió en una cueva en lo alto de una montaña, practicando una meditación poderosa y sin hablar nunca con otras almas. En lo que a él concernía, sus meditaciones le permitían ser su mejor versión y no necesitaba conversar con nadie. Entonces, cierto día, después de pasar años y años en la cueva, pensó: «¡Lo he conseguido! Por fin he alcanzado la iluminación». Así que salió de su cueva en la montaña y bajó a una aldea situada en las estribaciones. Estaban celebrando una fiesta y el pequeño pueblo se encontraba atestado de gente que se agolpaba en las calles. Al poco de llegar, alguien le pegó un pisotón.

—¡Ay! —gritó el monje, furioso. Se volvió hacia la persona que lo había pisado y le pegó una bofetada—. ¡Serás idiota! ¿Estás ciego o qué?

El otro se horrorizó al ver que había pisado a un monje.

—¡Cuánto lo siento! ¿Te he hecho daño?

Pero el monje ya se estaba alejando a toda prisa.

—¡Espera! ¿Adónde vas? —le gritó el hombre que lo había pisado.

—Acabo de pasar treinta años de mi vida en una cueva y pensaba que había alcanzado la iluminación. Ni siquiera sabía que acumulaba tanta ira hasta que me pegaste el pisotón. Está claro que aún me queda mucho trabajo por hacer, así que regreso a mi cueva.

Puedes pasarte cincuenta, sesenta o cien años sentado en tu cueva y creer que has alcanzado la iluminación. Pero no lo sabrás hasta que alguien te pise el dedo gordo del pie. Solo entonces podrás observar tu reacción; de lo contrario, todo es una ilusión.

Si no conectamos con la realidad, podemos perdernos en la fantasía. La gente venía a Rajastán persiguiendo un ideal poético de espiritualidad. Leían un texto antiguo o un libro de inspiración e imaginaban que el cielo se abriría sobre sus cabezas y aparecería un portal místico o una paloma les besaría la frente. La ilusión nunca cosechará las recompensas espirituales de una conexión genuina que trascienda la fantasía.

El rey que viene al monasterio y toma lo que allí se le ofrece para luego venderlo en beneficio propio no es un personaje que me guste, pero lo entiendo. Lo que me producía tristeza era trabajar con reyes que ni siquiera sabían lo que perseguían. Les habían hablado de un pavo real, pero ellos lo habían confundido con un cuervo. Los pájaros no emiten el mismo sonido ni se parecen en nada, así que estarán buscando toda la vida sin encontrar nunca nada.

Pasando tiempo con la gente, conseguí dos cosas principalmente. En primer lugar, conocí una realidad que trascendía a la poesía. Obtuve un conocimiento mucho más sólido de las escrituras basado en la vida real. El segundo beneficio fue una mayor conciencia de mí mismo. Cuando ves a alguien cometer un error, te sientes frustrado...; pero, entonces, te das cuenta: «Yo también hago lo mismo».

Sin embargo, si bien ayudaba a las personas y valoraba su trabajo, e incluso crecía con ellas, surgió una pregunta en mí: «¿Quién soy yo y por qué estoy haciendo esto?». Sentía que se me escapaba alguna verdad fundamental y dentro de mí anhelaba algo más.

Esas ideas me rondaban la cabeza todo el tiempo. Eran

como moscas atrapadas en una habitación; zumbaban, giraban, chocaban contra los cristales. Según Mashe, mi Rudra *granthi* estaba cerrado: mi cerebro, mi cognición. Así que estos pensamientos no tenían adónde ir. Solo podían dar vueltas y más vueltas en mi mente.

Un día estaba sentado con Tufan y Shambho. Shambho estaba frustrado porque había un montón de mosquitos revoloteando alrededor de su cara e intentaba ahuyentarlos con la cola. Tufan estaba nervioso porque le estaban picando las pulgas y no paraba de rascarse. Y yo estaba igual de molesto, ¡pero mis pulgas y mosquitos no eran externos, sino internos! No podía rascarme ni espantarlos con la cola. Los tres hermanos (el perro, el toro y yo) estábamos atrapados en la misma situación.

Al fin, una noche, me decidí a llamar a Babaji. Respirando hondo, le dije:

—Mi mente no me deja hacer mi trabajo. Todo me parece una distracción. Noto un gran deseo dentro, un anhelo, y quiero avanzar al siguiente paso. Shiva me está llamando. Tú eres mi gurú. Dime lo que debo hacer.

Mi padre notó en mi voz que yo era una olla de presión a punto de estallar.

—Ishan, antes debes probar la *amrita*, el néctar de la inmortalidad.

—¿Cómo? ¿Dónde voy a encontrar la *amrita*? —le pregunté a mi padre.

—Hijo, llegaste a este mundo a través de tu madre. Ahora debes comenzar tu próxima vida a través de la Madre.

Me dijo que fuera a Dakshineswar, en Calcuta, al templo de la Madre, Bhadrakali, una de las versiones de la diosa Shakti.

—Haz tu *sadhana* allí y la Madre te mostrará el camino —me dijo Babaji.

Mi gurú nunca me había dado unas instrucciones tan precisas. Estaba extasiado, rebosante de alegría. No conocía Calcuta, nunca había viajado tan lejos del norte de la India, donde había nacido y crecido.

Esa noche recogí mis escasas pertenencias y fui al templo de Mahakaal para despedirme. Pedí la bendición a todas las personas que amaba. Me despedí de Mahakaal y me marché con una única bolsa al hombro. Al salir por la puerta, miré atrás una sola vez. Después de esa última mirada, clavé la vista en el camino que tenía por delante.

Ante mí había incertidumbre; detrás, un peso del que tenía que librarme. «Bienvenido al camino espiritual», me dije.

Y así terminó mi historia como discípulo y comenzó mi historia como buscador.

SAMADHI
EJERCICIO DE MEDITACIÓN

Mentalmente, para tus adentros, recita el mantra *om* repitiendo la sílaba una y otra vez.

Con cada inspiración, recita *om* en silencio y haz lo mismo con cada espiración. Procura que tus respiraciones sean lentas y profundas.

Continúa durante quince minutos.

CUARTA PARTE

Ser un experto en el alma

Regreso a Rajastán

CAPÍTULO 19

Enfrentarse al pasajero oscuro

जहाँ आस्था वहाँ रास्ता

La fe hallará el camino.

La India es un territorio muy antiguo. A lo largo de milenios han surgido reyes poderosos y han caído grandes imperios. Ahora bien, ¿por qué cae un imperio? Hay un dicho sánscrito que advierte: «Cuando el fin se acerca, el cerebro empieza a funcionar al revés». En otras palabras, incluso los grandes reyes cometen errores estúpidos cuando se acerca la destrucción.

Cuando comencé mi viaje por la India, pensé en las grandes historias de las culturas de Oriente y Occidente. Pensé en la guerra de Troya: Troya resistió a Agamenón y a su vasto ejército durante tanto tiempo que el rey casi aceptó la derrota, hasta que su comandante en jefe, Odiseo, ideó el plan del caballo de Troya. Dicen que las murallas de Troya fueron construidas por los propios dioses, pero los troyanos abrieron la puerta y dejaron entrar un caballo de madera lleno de guerreros. ¿Qué los llevó a cometer tal error?

En la antigua epopeya india Ramayana, el héroe Rama y su hermano Lakshmana vivían en el bosque. Rama protegió a su esposa, Sita, con un recinto creado con mantras divinos. Esta barrera mágica era impenetrable desde el exterior, por lo que ella estaría a salvo de cualquier daño. Sin embargo, el rey demonio Ravana llegó disfrazado de mendigo. Se acercó a Sita y le dijo:

—Soy un santo hambriento. Por favor, dame algo de comer.

Entonces, Sita se saltó la frontera, salió y le dio de comer a Ravana. ¿Qué la llevó a caer en la trampa del demonio?

Tanto en Oriente como en Occidente, los guerreros más poderosos tienen un punto débil. Aquiles era imparable en la batalla, pero bastó con que el príncipe troyano Paris le clavara una flecha en el talón para que Aquiles muriera al instante. La India tenía un gran guerrero, Duryodhana, cuyo punto débil era el muslo. Todo lo que tuvo que hacer su oponente Bhima fue golpearle el muslo con su maza y el poderoso Duryodhana resultó mortalmente herido.

¿De qué debilidad nos estaban advirtiendo los sabios del pasado? ¿Cuál es ese punto débil que se esconde paciente en nuestro interior, esperando el momento oportuno para atacar como una serpiente de cascabel en la hierba? ¿Qué hace caer a los imperios y a los héroes? Porque, sin duda, este elemento sigue existiendo en la actualidad, haciéndonos susceptibles de ser engañados y desviados del camino.

En mis viajes pasé por las ruinas de poderosos imperios, cada uno de miles de años de antigüedad e impregnados del legado de hombres que, aunque fuera por poco tiempo, se consideraron grandes reyes.

En ese momento empecé a ser consciente de un ruido, una perturbación que crecía en mi mente.

Verás: Rajastán, Dwarka y Lucknow eran tierras consagradas. Las tierras donde crecí eran algo así como Shangri-La, donde fluía la fuente eterna de la juventud. Cualquiera que las visitara podía bañarse en esa energía. La gente llegaba con sus tensiones y sus penas y sanaban. Yo había vivido dentro de un límite divino, pero ahora había abandonado ese recinto.

Cuenta una leyenda que el sabio Narada estaba meditando en un lugar bendecido por el dios Shiva, donde el propio Shiva había meditado en otra ocasión. En ese lugar, cualquiera que practicara la meditación estaba protegido de los apegos, las miserias y las ilusiones del mundo. Mientras Narada se sumergía en un profundo estado meditativo, algunos de los *devas* (seres celestiales o dioses) se pusieron celosos de sus logros espirituales. Para distraerlo de su camino, reclutaron a Kamadeva, el dios del amor y el deseo (similar a Cupido) para que le disparara sus flechas a Narada. Su intención era romper la concentración y la dedicación de Narada para que cayera presa de deseos y emociones temporales.

Kamadeva disparó sus flechas, pero, como Narada estaba sentado en ese espacio consagrado, ninguna flecha lo atravesó. Impresionado por la inquebrantable determinación de Narada, Kamadeva se acercó y le dijo:

—Has alcanzado un nivel de excelencia divina que supera incluso el de algunos dioses. Solo los seres más elevados poseen tal capacidad de resistir la tentación. ¡Eres excepcional!

Absorto en su meditación, Narada no entendía por qué

Kamadeva le dedicaba tales halagos. Empezó a pensar: «¿De verdad soy tan extraordinario?». Rebosante de orgullo, abandonó la tierra sagrada y se adentró en el mundo para hablarles a todos de su grandeza.

Sin embargo, tan pronto como Narada cruzó los límites de la tierra consagrada, se sintió abrumado por las mismas tentaciones e ilusiones de las que antes estuvo protegido. La misma debilidad que hace flaquear a los héroes y derriba los imperios se apoderó de Narada.

Esta historia nos la contaban a los niños en el monasterio para que entendiéramos el don que se nos había concedido y para advertirnos de que, si cruzábamos la frontera y no estábamos preparados, nos toparíamos con algo que tendría la capacidad de devorarnos. Este Apasmara, o pasajero oscuro, es el responsable de que el cerebro funcione al revés, el responsable de la caída de los imperios, el que baila incontrolable en el mundo en el que vivimos, provocando el caos y corrompiendo los corazones y las mentes.

En cierto modo yo había experimentado este Apasmara en Dwarka cuando traspasé los límites para ir a la escuela occidental. Durante el día, sentía estas emociones oscuras; pero, cada noche, cuando regresaba al *ashram*, los pensamientos se desvanecían y volvía a ser libre. Apasmara me mostró su rostro; sin embargo, no pudo controlarme.

En Lucknow también me las vi con él. Después de romperme la espalda, pasé muchas noches preguntándome: «¿Cómo pude cometer tal error?». Pero ¿era realmente yo el que lo pensaba o era un *yo* debilitado por el Apasmara, el enemigo que te susurra al oído, toma el control con sigilo y te empuja al sueño eterno para que vivas en un sueño sin fin, atrapado en un ciclo de apego, vida y muerte?

Ahora, mientras viajaba por el exterior de los límites divinos, el Apasmara estaba a punto de mostrarme su rostro una vez más.

Una de las historias que me cautivó en mi infancia fue la de Bhasmasura, un caso clásico de alguien corrompido por el Apasmara. Bhasmasura meditaba con ganas, rezaba y hacía buenas obras; las mismas prácticas que me habían enseñado a mí. Sin embargo, Bhasmasura no estaba conectado con el infinito.

Un día, Shiva se presentó ante Bhasmasura y le dijo:

—Has rezado mucho. ¿Qué deseas?

—Quiero tanto poder como para convertir a alguien en polvo con solo apoyar la mano en su cabeza —respondió.

—Concedido —accedió Shiva.

—¡Sí! —exclamó Bhasmasura—. Ahora que me has dado ese poder, tendré que probarlo.

Miró a la izquierda y no vio a nadie. Miró a la derecha y no vio a nadie. Miró al frente y vio a Shiva.

—¡Ajá, lo probaré contigo!

Shiva echó a correr como alma que lleva el diablo y Bhasmasura lo persiguió. Viendo que Shiva estaba en peligro, Vishnu pensó: «Salvaré la vida de Shiva».

Vishnu utilizó sus poderes para cambiar de forma y se transformó en una mujer. Llamó a Bhasmasura.

—Eh, ¿qué estás haciendo?

—Quiero probar este nuevo poder que tengo para reducir a polvo a cualquiera —respondió Bhasmasura.

El metamorfo estalló en carcajadas.

—¿Y cómo estás tan seguro de que tienes ese poder?

—Ah, recé tanto y medité tanto que Shiva me lo concedió.

—¿Y cómo sabes que fue Shiva? Tal vez fuera algún otro ser disfrazado que se estaba burlando de ti. No me creo que tengas ese poder.

—¡Pues claro que lo tengo! —se enfadó Bhasmasura.

El metamorfo lo desafió.

—Demuéstramelo. Ponte la mano en la cabeza, a ver qué pasa.

Sin pensar lo que hacía, Bhasmasura se tocó la cabeza y..., ¡bum!, se convirtió en un montoncito de polvo en el suelo. Su pasajero oscuro sentía tal ansia de reconocimiento que su cerebro funcionó al revés y lo llevó a la destrucción.

Los monjes de mi tradición llamaban a este pasajero oscuro *samskara*, que son las impresiones sutiles de todas nuestras acciones pasadas, o *sanchita karma*, la suma total de todas nuestras obras, tanto buenas como malas. Se trata de un ser que nosotros mismos hemos creado, que vive en nuestro interior y pretende dominarnos. Imagina que eres un robot. ¿Quién controlará a ese robot? Hay dos opciones: o lo controla el ser divino que ha creado el mismísimo Dios o lo controla el pasajero oscuro al que tú has dado vida a través de tus traumas, tu dolor y las experiencias de anteriores encarnaciones.

Por lo general, en el caso de la mayoría, empieza como una pequeña duda, apenas un susurro. Uno sale de casa y se pregunta: «¿Debo girar a la izquierda o a la derecha?». Antes, yo ni siquiera pensaba en esas cosas. Alguien me decía: «¡Gira a la izquierda!», y yo respondía: «¡Sí, señor!». Pero ahora estaba solo. Si giraba a la izquierda, el pasajero oscuro empezaba a alimentar mi ansiedad.

«¿Qué estás haciendo? Deberías haber girado a la derecha. Seguramente el tesoro que estás buscando estaba en ese lado».

Al poco, el susurro se convierte en una voz que dice: «¿Qué estás haciendo? ¿Adónde vas? ¿Qué te va a pasar?». Genera una incertidumbre plagada de dudas y miedos.

En aquel momento, el pasajero oscuro no poseía entidad suficiente para perjudicarme demasiado, porque yo tenía mi práctica espiritual, tenía mi confianza y tenía mi esperanza. Dentro de mí había dos lobos, el bueno y el malvado. Había alimentado al lobo bueno con mis prácticas, pero, de manera inconsciente, había dejado caer migajas que habían dado de comer al lobo malvado. Ahora los dos lobos se estaban preparando para la gran confrontación que antes o después tenía que llegar.

Dakshineswar se encuentra en Calcuta, que probablemente sea la ciudad más caótica que hayas visto jamás. Sin embargo, en medio de ese caos hay belleza. A pesar de la aparente aleatoriedad, alberga una estructura. Si observas una célula a través de un microscopio electrónico, pensarás que los átomos se mueven sin ton ni son. Pero, en realidad, eso es precisamente lo que da origen a la creación. Encontré lo mismo en Calcuta.

Me quedé hipnotizado, enamorado de lo que veía. A mi alrededor, las calles estaban repletas de autóctonos y turistas, coches y *rickshaws* motorizados, vendedores ambulantes y perros callejeros, pero todo eso palidecía en comparación con la energía divina que reverberaba por doquier.

Todos mis sentidos se despertaron. Incluso la arquitectura era impresionante: el Victoria Memorial, el Museo de la India, el templo Kalighat... Todos los edificios eran gigantescos, hermosos, espléndidos. Incluso el caos era espléndido a su manera.

Cuando caminas por Calcuta, no puedes evitar sentir el peso de sus miles de años de historia. Esta ciudad ha visto nacer a algunos de los intelectuales, luchadores por la libertad y monjes más importantes que ha conocido la India. Los dos grandes monjes que introdujeron el pensamiento oriental en Occidente en la era moderna, Swami Vivekananda y Paramahansa Yogananda, eran de Calcuta.

Yo estaba estupefacto. ¿Qué podían contener las aguas o las rocas sobre las que se había erigido esta ciudad para que fuera un lugar tan poderoso?

Luego me dirigí a Dakshineswar, al templo de la Madre Kali, y todo lo demás pasó a un segundo plano. En mi tradición, Bhadrakali representa a la gran Madre del mundo, y para nosotros, los yoguis de Shiva, es única y hermosa. Shakti posee distintas manifestaciones y cada persona se siente atraída por una diferente. En mi caso, Bhadrakali siempre ha sido mi favorita. A mucha gente le inspira temor esta representación de la Madre porque es feroz. Sin embargo, para los yoguis de Shiva, no puede haber ninguna forma más hermosa. Ella es el conocimiento, el poder, la prosperidad, la sabiduría... Ella lo es todo.

De todos los lugares a los que mi padre podría haberme enviado, tuve la inmensa fortuna de que me enviara con la Madre. De no haber sido por la compasión de la diosa y por lo que estaba a punto de mostrarme, habría tardado toda una vida en comprender qué era este Apasmara y cómo me influía y me controlaba.

Cuando llegué, el templo estaba a punto de cerrar, pero

todavía quedaba un millón de personas allí dentro. Cuando estás rodeado de un millón de personas, no hay ego, no hay elección. Ninguna de mis habilidades en artes marciales me servía de nada, porque, en medio de una estampida, vas adonde te lleva la multitud y te sometes a la misericordia de Dios.

La multitud me arrastró desde el instante en que crucé la puerta y en medio de aquella marea humana había una extraña intimidad. Nunca me habían tocado tantas personas en tantos sitios a la vez. El sudor, la suciedad, los gruñidos y la naturaleza visceral de la estampida resultaban impactantes. Pero en los ojos de cada una de aquellas personas había una pasión, un fuego, un deseo que quizá algunos occidentales nunca lleguen a experimentar.

Después de unos minutos, o tal vez fueran unas horas (quién sabe, yo no llevaba reloj en aquella época), me empujaron al complejo del templo. Sin embargo, cuando llegué, la masa de gente me impedía ver a la Madre.

Me quedé allí de pie, un poco triste, tratando de recuperar el aliento y pensando que más me valía volver a sumergirme en la multitud del exterior cuando ocurrió algo sobrecogedor. Mil personas movieron la cabeza a la par, en el ángulo perfecto para que yo pudiera ver el rostro de Bhadrakali.

Tenía los ojos rojos. La lengua fuera. En una mano sostenía una espada cubierta de sangre, y en otra, una cabeza cortada.

Cuando miras un rostro como ese, el pasajero oscuro te inunda de rechazo. Pero, para el Shiva que hay en mí, ella era lo más hermoso y divino que había visto jamás. Cerré los ojos y, sin pensar en mi vida ni en mi integridad física, me senté.

Mientras estaba sentado, consumido por el amor, la gracia y las bendiciones de la Madre Divina, le formulé la pregunta que tenía en mente:

—¿Por qué los hombres fracasan después de cada éxito? ¿Por qué caen los imperios? ¿Por qué se derrumban los santos?

En ese momento, la Madre sonrió y cobró vida. Detuvo el tiempo y me transportó a un reino diferente. Podía percibir su poder y su fuerza, como si todo el universo se comunicara conmigo a través de ella.

Cuando le hice mi pregunta, la Madre me guio, me dio el conocimiento, la visión divina, para conocer, ver y comprender el Apasmara. No sabía qué había hecho para merecerlo, ni siquiera si era digno de ello. Pero me desbordó la alegría.

La Madre me mostró al pasajero oscuro, el mismo que ha llevado a la ruina a reyes y santos; el que arrebata a los hombres los mayores dones que le han sido concedidos; el que ha provocado guerras, corrupción y codicia.

Aunque llevaba toda mi vida siendo monje, ahora veía por primera vez al pasajero oscuro, porque la Madre me lo mostró. Me sentí perdido. Nada me había provocado jamás tal abatimiento, ni siquiera la inundación ni la lesión en la espalda. ¿Cómo podría vencer a este enemigo? Le expresé mis temores a la Madre.

—Debes enfrentarte a él. Mahakaal y yo estaremos contigo —me aseguró la Madre.

—Madre, tú, creadora del mundo, puedes crear universos en un segundo —le respondí—. Tú, la destructora del mundo, puedes destruir universos en un segundo. ¿Por qué no puedes liberarme?

Y la oí decir:

—*Shiv Yog samadhi.*

Eso significa «unión con lo divino en estado de *samadhi*». Ese es el estado que alcanzan los monjes más evolucionados cuando se funden con Shiva. Era algo que yo había experimentado apenas en la época del *shaktipat.* No sabía qué más hacer.

La Madre podía leerme el pensamiento y sonrió. Dijo:

—El *tap* debe continuar.

Se refería a las intensas prácticas meditativas que son necesarias para el crecimiento espiritual.

—¿Durante cuánto tiempo? —pregunté.

—Hasta que no quede nada —respondió ella—. Hasta que solo reste conciencia divina. No puede quedar ni una partícula de polvo, ni la ropa que llevas puesta, ni siquiera la carne de tus brazos. Tendrás que quemarlo todo, porque cualquier resto, hasta el más mínimo, será suficiente para que el pasajero oscuro se esconda. Ahora debes partir.

—Estoy cansado —le dije a la Madre—. Llevo muchos años, casi dos décadas, trabajando sin descanso. ¿Qué más puedo hacer?

En lugar de responder, la Madre me mostró todas las vidas que había vivido. Vi los miles de horas que había dedicado a la oración, los miles de pecados que había cometido. Y vi que en mis vidas pasadas había sido un buscador espiritual y no había sido capaz de liberarme del Rudra *granthi*: el bloqueo del ego.

Sin embargo, gracias a lo que había conseguido en todas esas vidas, el universo me había bendecido con las herramientas que podían ayudarme en mi viaje. Gracias a la *sadhana*, al *samadhi*, a las vidas que había dedicado a mi búsqueda, la Madre Divina me bendijo con su visión.

De repente, todo cobró sentido. Supe por qué había nacido en el *ashram*. Por qué una divinidad me había ayudado a recuperarme de mi lesión de columna. Por qué se me había concedido tanta ayuda en mis meditaciones. Por qué podía experimentar esta energía cósmica. Llevaba dentro de mí toda una vida de divinidad y a causa de ello el universo se compadeció de mí. A mi corta edad me brindó los mantras y el conocimiento, la dedicación y la devoción de los antiguos.

Cuando se me reveló la verdad, rompí a llorar. Las lágrimas venían acompañadas de una sensación de desesperación, entrega y convicción, todo a la vez. La desesperación de comprender que, si no había podido alcanzar el objetivo final en tantas vidas, ¿cómo podía lograrlo ahora? La entrega que me empujaba a suplicar: «Madre, si tú me has bendecido, por favor, otórgame también esta bendición». Y la convicción de una madre que anticipa y acepta el dolor del parto, sabiendo que después de dar a luz recibirá el mayor don.

En ese momento me sentía conmocionado, pero, gracias a la benevolencia que me dispensó la Madre en ese lugar divino, permanecí entero y decidido.

Mientras la Madre me bendecía, poco a poco mi conciencia comenzó a cambiar. Abandoné ese plano superior y regresé de vuelta al templo. Los asistentes gritaban:

—¡Es hora de irse, es hora de irse!

Le hice una última pregunta:

—Madre, ¿adónde voy? ¿Qué hago?

—Ve con tu Padre. Ha llegado el momento. Vuelve a casa.

SAMADHI
EJERCICIO DE MEDITACIÓN

Enfoca toda tu conciencia en el cerebro y en la médula espinal.

Repite mentalmente el mantra *om*. Mientas inspiras con el mantra *om*, desplaza la conciencia con suavidad desde la parte superior de la cabeza hasta la base de la columna vertebral. Mientras espiras con el mantra *om*, desplaza la conciencia del coxis a la coronilla a través de las vértebras. Inspira desplazando la conciencia de la cabeza al coxis y espira siguiendo el movimiento inverso. Deja que todo lo demás se desvanezca.

Continúa durante quince minutos.

CAPÍTULO 20

De vuelta al principio

यो जागर्ति सुषुप्तिस्तो यस्य जरान्न विद्यते,
यस्य निर्वासनो बोधः स जीवन्मुक्त उच्यते।

Se dice que está liberado aquel que permanece despierto incluso durante el sueño profundo, cuyo conocimiento está libre de impresiones negativas del pasado.

Había leído esta afirmación en muchas escrituras; la había repetido como un loro en las diversas prácticas espirituales que había aprendido a lo largo de mi vida. Pero, por primera vez, estas palabras surgieron en mí como una emoción que nunca había sentido. El conocimiento irrumpió en mi interior: una aceptación simple y natural, del mismo modo que uno acepta que el sol brilla en el cielo, que la luna refleja la luz del sol, que las aguas del océano cubren más de la mitad del planeta. Ese día, por la gracia de la Madre, me di cuenta de que era inmortal.

Bhadrakali me había mostrado muchas de mis vidas pasadas, y en cada una de ellas había llegado a comprender la naturaleza transitoria del cuerpo. Sí, el cuerpo nacía y el cuerpo moría. Pero el yo, la conciencia del alma, la divinidad que hay en mí, siempre ha sido inmortal. E igual que el cuerpo se viste y se desviste, así también el yo inmortal se inviste con el cuerpo y lo abandona.

Sin embargo, en esas vidas pasadas yo no estaba conectado con el yo inmortal. Estaba conectado con el cuerpo. Cuando el cuerpo enfermaba, sentía que era «yo» quien enfermaba. Cuando el cuerpo moría, tenía la sensación de que «yo» había muerto. La mente se apegaba a las cosas transitorias y luego lamentaba la pérdida cuando le arrancaban el objeto de su apego.

En ninguna de mis vidas pasadas llegué a entender la naturaleza de los cuatro *shivling*: creación, mantenimiento, destrucción y evolución. Y, como no la había entendido, arrastraba un inmenso dolor. Vi al Apasmara, el pasajero oscuro, apoderándose de mi mente en cada vida. Como un titiritero, me iba despojando del conocimiento del yo inmortal, me sustraía el poder y la sabiduría del yo inmortal y solo me dejaba el apego y el dolor de la ilusión que se manifestaba en cada vida.

El Apasmara es un experto en crear apego y dolor, pruebas y tribulaciones, pena y miseria. Consume poco a poco nuestra vida hasta que, como cualquier ejemplar del reino animal, quedamos reducidos a la búsqueda de refugio y a la supervivencia, a la reproducción, a escapar de la muerte y, por último, sucumbir a ella. En cada vida, cuando no conectamos con la verdadera naturaleza del yo inmortal y permanecemos atados a la ilusión, el Apasmara reclama su victoria.

Pero en las últimas ocho vidas algo había empezado a cambiar dentro de mí. Las escrituras dicen que las oraciones a Dios, aunque al principio nazcan del egoísmo, purifican la mente. A medida que la devoción a Dios es más intensa, el devoto acaba por no desear nada más que la divinidad. En ese momento, Dios nos bendice materializándose como guía espiritual.

Había pasado las últimas ocho vidas dominando cinco habilidades:

Satsang: buscar la compañía de grandes *siddhas*.

Shraddha: creer en la existencia de la divinidad, el amor y la gracia.

Samarpan: la entrega del alma a lo divino.

Sannyasa: la renuncia completa a todas las cosas transitorias.

Y, por último, *samadhi*, por el que nos adentramos en lo más profundo de nosotros mismos y nos fusionamos con la conciencia divina.

Ahora sabía que estas cinco herramientas, las cinco eses, me ayudarían a alcanzar la última ese: *sakshatkar*, un estado de autorrealización e iluminación en el que experimentaría la divinidad en todo su esplendor.

La energía no se crea ni se destruye, solo se transforma. Cada acción genera una reacción, una transformación de energía. Gracias al camino espiritual que había recorrido en mis vidas pasadas, gracias a la bendición y el amor de Shiva y de Shakti, el Padre y la Madre, me habían sido devueltas en esta vida todas las habilidades que había ido adquiriendo. Así, nací en *satsang*, rodeado de hombres divinos. En Lucknow y Dwarka aprendí *shraddha*, *samarpan* y *sannyasa*: fe en los maestros divinos, entrega a sus protocolos y abandono de los objetivos terrenos. A través del *shaktipat*, había aprendido a profundizar en el *samadhi* y a acceder al poder divino.

Dotado de estas cinco habilidades, era fuerte. Pero el Apasmara es astuto como un zorro. Igual que mi naturaleza divina había creado un núcleo sagrado que no podía ser destruido y que me había acompañado y ayudado en el viaje espiritual, también el *manasaputra*, la negatividad que yo había generado en forma de Apasmara, me había seguido para empujarme de nuevo al espejismo, a *maya*.

Mientras estaba sentado, sumido en la contemplación de las vidas pasadas que la Madre me había revelado, me sentí maravillado por los distintos caminos hacia el poder supremo que había recorrido: a veces, a través de la religión y las prácticas espirituales; otras, a través de la devoción y la perseverancia. Aturdido y deleitado, contemplaba en éxtasis el pasado. Pero, mientras disfrutaba de mis visiones, ese astuto zorro, el Apasmara, empezó a susurrarme al oído pensamientos sobre el presente.

Me mostraba imágenes del mundo y de las cosas que sucedían en nombre de la religión. «Mira cuán dichoso eres, cuán afortunado de que la Madre te ame tanto como para ofrecerte todo ese conocimiento. Y ahora mira el mundo que te rodea. En nombre de la religión, la gente promueve la superstición, el odio y el resentimiento y aleja a los demás de la divinidad. ¿No sientes rabia al verlo?».

Con qué sutileza sabotea Apasmara nuestras mentes. Mi alegría se desvaneció y, de súbito, sentía ira. Empecé a mirar en derredor y a pensar en todas esas personas que hacen daño a los demás en nombre de la fe y que, en lugar de ayudar, alejan a las demás de su naturaleza divina y las empujan hacia la oscuridad. En mis viajes por la India lo había presenciado. De repente, era hiperconsciente de la mala interpretación de las escrituras, de la superstición que se propagaba para provocar miedo y paranoia. La rabia creció en mi interior.

Sin embargo, en el subconsciente, mis atributos divinos no me habían abandonado. Igual que la memoria muscular devuelve los movimientos a un practicante de artes marciales después de mucho tiempo sin entrenar, descubrí que mi cuerpo recuperaba el *satsang*, el *shraddha* y el *samarpan* de manera natural. Me dirigí a un templo de Shiva y me senté en postura contemplativa.

A esas alturas ya había olvidado la sabiduría que me había mostrado Bhadrakali: como un sueño que se desvanece con la luz de la mañana, yo había vuelto a la vigilia y me había hundido en mis emociones oscuras. Mientras estaba allí sentado, se me acercó un *naga*. Los *nagas* son una clase de santos que adoran a Shiva: no se visten con prendas de ropa, se cubren con cenizas y se peinan con rastas enmarañadas. A menudo portan un arma, como un bastón o una lanza.

El *naga* me miró y dijo:

—*Har Har.*

Yo le devolví la mirada y le respondí con voz desprovista de sentimiento:

—*Mahadev.*

Se trata de una especie de canto, llamada y respuesta. Se parece a cuando alguien te dice: «Hola, ¿qué tal?», y tú respondes: «Bien, ¿y tú?». *Har Har Mahadev* significa «gloria al señor Shiva». Cuando alguien te saluda diciendo «Har Har», tú respondes «Mahadev». Debes decirlo con sentimiento, con devoción, con el corazón.

—*Har Har* —repitió el *naga*.

—*Mahadev* —respondí de nuevo, pero las palabras salían de mis labios, no de mi alma.

El *naga* me miró con atención y se echó a reír. Observó:

—Estás muy enfadado. ¿Por qué?

—Mira alrededor —dije acalorado—. Esta cultura sagrada, con miles de años de antigüedad, ha sido despojada de su esencia. Solo queda de ella una superstición sin fundamento. Esto ya no es una flor, ni siquiera la imagen de una flor; es la mano que señala la imagen de una flor y eso se presenta al mundo como la sabiduría de mi pueblo.

El *naga* usó el palo que sostenía para tocarme el codo derecho. Yo siempre llevaba una pesada pulsera en la muñeca con el *sri yantra*, un símbolo de devoción. En el momento en que su palo me rozó, la pulsera de mi muñeca, el collar que llevaba al cuello y los anillos de mis dedos se desprendieron de mi cuerpo.

Ahora tenía toda mi atención.

—Ishan, deja que te cuente una historia —dijo.

—¿Qué historia, Baba? —pregunté. Baba es un tratamiento de respeto que usas con personas venerables—. Estoy enfadado. Tan enfadado que tengo ganas de atizarle a alguien. ¿Y tú quieres contarme una historia?

—Antes te he tocado con mi bastón y han caído tus joyas —respondió el *naga*—. Te volveré a tocar y te quedarás con el culo al aire, igual que yo. ¿Te parece bien eso?

—No, Baba. Cuéntame, cuéntame.

Y me contó una historia de los Upanishads, los textos sagrados del hinduismo.

«Hace mucho tiempo, había dos monos y un gorrión. Los dos monos estaban a la intemperie, bajo la lluvia, mientras que el gorrión estaba feliz y contento en su nido. Uno de los monos le dijo al otro:

»—He visto a los humanos hacer fuego. Y, cuando hacen fuego, pueden calentarse y no sienten frío.

»—¿Y cómo hacemos fuego? —preguntó el segundo mono.

»—Necesitamos una chispa —respondió su amigo.

»—¿Y de dónde sacamos una chispa?

»—Mira todas esas luciérnagas —sugirió el primer mono—. Cacemos una. Las luciérnagas son chispas, nos servirán para encender un fuego.

»Atraparon una luciérnaga y la pusieron entre unas ramas, pero no dio resultado. Cazaron otra luciérnaga y la dejaron en la madera. Tampoco.

»Entonces, el sabio gorrión les dijo a los monos:

»—Amigos míos, las luciérnagas no son la chispa adecuada. Tenéis que buscar la chispa del fuego. El fuego es distinto. El fuego es caliente. Os explicaré cómo funciona el fuego.

»El gorrión les dio una gran cantidad de explicaciones.

»—Podéis obtener el fuego por fricción, que requiere frotar dos piedras o dos palos. Entonces salta una chispa y el fuego prende.

»El pájaro siguió hablando sin parar, hasta que uno de los monos le dijo:

»—Cállate de una vez. ¿Por qué no cierras el pico?

»Tomó al gorrión, lo estampó contra el árbol y el gorrión murió».

Esa fue la historia que me contó el *naga*. Entonces, me dijo:

—Muchos monjes se fían del pasajero oscuro y acaban siendo el gorrión que grita entre una multitud de monos. ¿Tú quieres ser como el gorrión?

—No —respondí—. Pero ¿por qué me pasa esto? Quiero hacer algo.

—En primer lugar, descubre qué hacer —me sugirió el *naga*—. Ahora mismo solo sabes decirle a la gente lo que no debe hacer. Tienes que lograr que tu canto sea tan dulce que la gente deje lo que está haciendo solo para escucharlo. No te corresponde a ti decirle a nadie lo que está bien y lo que está mal. Tu función es cantar para que el mundo quiera bailar.

De nuevo, lanzó una carcajada y dijo:

—La gente enfadada no canta muy bien.

Su risa era tan contagiosa que yo también estallé en carcajadas.

El *naga* añadió:

—Estate atento. Es el Apasmara el que te distrae. Una vez que hayas alcanzado el *sakshatkar*, una vez que tengas la sabiduría y te hayas ayudado a ti mismo, entonces tendrás el poder de ayudar a los demás, si así lo decides. Hasta que alcances esa etapa, todo son distracciones.

Ahora me sentía alerta y consciente, y me sorprendió lo fácil que me había resultado recuperar mi conciencia. Una vez más, el *naga* dijo:

—*Har Har.*

Con plena conciencia en cada célula de mi cuerpo, respondí:

—*Mahadev.*

Al decirlo, el recuerdo de la verdad que me había revelado la Madre Divina apareció ante mí y mi corazón se llenó de *shraddha* y *samarpan*. Comprendí que debía estar alerta, constantemente en guardia, consciente del Apasmara y de las trampas que me tendía.

El *naga* había sido amable. Shiva me había bendecido de nuevo de una manera distinta. Miré al *naga* y le dije:

—Baba, la Madre me ha dicho: «Ve con tu Padre». ¿Qué hago? Has sido muy amable conmigo. Muéstrame el camino.

—Ishan, dame la mano —respondió—. Allá donde vas necesitarás esto.

El *naga* depositó algo en mi palma. Luego dijo:

—Tengo hambre. Ve a buscarme algo para comer y seguiremos hablando.

Recogí mis pertenencias y busqué a toda prisa un puesto de comida. Encontré uno y compré *aloo puri*: curri de patatas con especias y pan frito.

Cuando volví, el *naga* no estaba. Lo busqué por todas partes. Pregunté a un grupo de monjes.

—¿Dónde está el *naga*?

—Ya lo has visto —me respondió uno con una sonrisa maliciosa—. Es suficiente. Ahora pírate.

Abrí la mano para ver qué me había dado el *naga*. En la palma tenía algo envuelto en tela roja. Al retirar la tela, encontré un *parad shivling*. Fabricado en mercurio, este *shivling* representa la creación y la realización.

Lo miré sonriendo. De súbito, recordé la única ocasión en la que realmente había conocido al Padre, la época de mi vida en la que estuve más cerca de la divinidad: en Rajastán. Me puse a pensar en el día en que mi gurú me mostró el *parad shivling*, el de la evolución, el de la iluminación, el *shivling* del *sakshatkar*.

La Madre me había dicho: «Ve con el Padre». Y ahora sabía a qué se refería. Me pedía que regresara al comienzo, que volviera a casa.

Esta vez regresaría más sabio, más fuerte, más consciente de mis atributos divinos. Pero eso sería más tarde. De momento, tenía *aloo puri* en la mano que necesitaba comer y disfrutar.

SAMADHI
EJERCICIO DE MEDITACIÓN

Visualiza el chacra corona, en la parte superior de la cabeza, como un loto de mil pétalos. Ahora imagina ese loto como el trono del ser supremo. En el trono, evoca, acoge y visualiza al ser supremo.

Mientras inspiras, recitando el mantra *om* mentalmente, siente el flujo de la luz divina desde la coronilla hasta la base de la columna vertebral. Mientras espiras, recitando el mantra *om* mentalmente, dirige la conciencia desde la base de la columna hasta el dios que se sienta en la parte superior de tu cabeza.

Medita la idea de que con cada inspiración recibes la luz divina de tu dios y con cada espiración elevas la conciencia y te entregas al ser supremo.

CAPÍTULO 21

El yoga es libertad en acción

अज्ञानतिमिरान्धस्य ज्ञानाञ्जनशलाकया।
चक्षुरुन्मीलितं येन तस्मै श्रीगुरवे नमः।

Saludos al gurú que ahuyenta las tinieblas de la ignorancia en nuestros ojos interiores mediante la luz del conocimiento.

Después de que la Madre me mostrara mi pasado, tenía la sensación de haber despertado de un sueño. Es muy difícil regresar a un sueño, por más aterrador o hermoso que sea, una vez que estás despierto. Yo también me sentía como un niño al que una madre cariñosa ha despertado de un plácido sueño porque es un día importante y debe hacer algo urgente.

Ahora bien, ¿cuál era esa tarea tan urgente que debía llevar a cabo? ¿Por qué razón me habían despertado de mi letargo?

En ese momento, recordando mi visión de las vidas pasadas, veía mi yo finito, atrapado en una habitación que se llenaba rápidamente de agua. Delante de mí había una puerta por la que debía escapar antes de ahogarme. Más allá de esa puerta se encontraba el yo infinito, el yo inmortal: mi objetivo. Pero la entrada estaba custodiada por el yo ilusorio, que no me permitía el paso. Era mi yo finito enfrentado al yo ilusorio, que no le dejaba acceder al yo inmortal. El agua subiría y mi yo finito se ahogaría. El juego se reanudaría y tendría que volver a empezar.

Pensar en ese juego y en todas las veces que había perdido me despertó una gran indiferencia hacia todo lo que me rodeaba. No me atraían el aroma de las flores ni el canto de los pájaros ni los colores de las mariposas ni los rayos del sol. Sentía un desapego total por este mundo y tal vez incluso un poco de desprecio hacia mí mismo, pues había pasado por este ciclo infinidad de veces; pero, ahora que había despertado del sueño, ni siquiera podía volver atrás. Tenía que vivir con esta distancia, con esta tristeza. Lo que empezó siendo una experiencia sumamente hermosa, un regalo de energía divina por parte de la Madre, se transformó poco a poco en la toma de conciencia de que no sabía qué hacer con ello.

Esa distancia emocional fue mi compañera mientras viajaba al único lugar donde había experimentado la sensación de seguridad que te proporciona un padre. Al lugar donde todo había comenzado: el *ashram* de Rajastán, la tierra de Mahakaal y los *siddhas* sagrados. Mis raíces.

Durante el viaje pasé hambre, no dormí apenas y estaba físicamente agotado, pero no quise ofrecer el menor consuelo a mi cuerpo hasta haber resuelto aquellos sentimientos. Hasta haber comprendido por qué, después de ocho vidas de intenso deseo espiritual, la meta final se me había escapado entre los dedos.

Un día, mientras caminaba sin fuerzas, sentí por fin el desierto en el aire. El ambiente seco, el aroma de la arena. Entonces, lo noté bajo los pies: la suavísima arena. Llevaba casi diez años sin pisarla. Y ahora mis pies volvían a recorrerla e infinidad de recuerdos del pasado me inundaban. Aunque mi mente seguía en un estado de incertidumbre, mis labios sonreían mientras caminaba. Había vuelto a Rajastán, a los paisajes de mi infancia.

Aquella noche, mientras temblaba por el helor del desierto, vi fuego en la lejanía. Me acerqué sin pensar siquiera de dónde había salido aquella hoguera solitaria o quién podría haberla encendido en ese paraje desértico. Me sentí atraído por el fuego como una polilla por la luz; y, bajo un cielo sin luna y con miles de millones de estrellas, respondí a su llamada.

Me senté en la arena cálida y clavé la vista en las llamas. De súbito, esa hoguera solitaria me recordó los sacrificios de fuego *yagya* que hacía en Dwarka y la fogata en torno a la cual solíamos sentarnos a contar historias en Rajastán.

Contemplé el fuego y me dije:

—Yo fui su fracaso.

Desde el otro lado del fuego, una voz dijo:

—No hay fracaso en el camino espiritual. Ni siquiera cuando bajamos por un sinuoso paso de montaña con la intención de buscar una cima más alta estamos en el mal camino. El único revés auténtico es caer y no volver a levantarse. Si continúas, lo conseguirás.

Era una voz dulce, reconfortante, sagrada.

—No hay destino incorrecto ni caída para quien ha emprendido el camino de la bondad. El más mínimo bien, el más mínimo *dharma*, ayuda a superar grandes miedos; y tú, hijo mío, has logrado grandes cosas.

Al oír las palabras «hijo mío», levanté la vista y vi a Babaji, el padre de mi cuerpo y mi guía espiritual en esta vida. Pero parecía diferente: joven, como era en Rajastán. Emitía una especie de fulgor: tal vez fuera la luz de las llamas reflejada en su piel, pero parecía una divinidad. Fuera lo que fuese, me alegré de verlo.

—Babaji, ¿cómo es posible que aún no haya llegado a lo más alto después de tantas vidas? —le pregunté.

—Una persona puede vivir mil vidas y no albergar nunca el deseo de despertar ni anhelar el yoga —respondió, refiriéndose tanto a las prácticas como a la conexión con lo divino—. Ese tipo de persona soportará infinitos nacimientos e infinitas muertes. Tardará vidas en crecer y pasará la eternidad controlada por el Apasmara en un estado de ilusión onírica. Entonces, ocurre algo hermoso: a través del karma o de una gran bendición, despierta en ella el anhelo del yoga. Tú estás aquí porque ese deseo está dentro de ti.

Negué con la cabeza.

—Pero Bhadrakali me mostró que llevo ocho vidas albergando este afán. El deseo está ahí, pero no se consuma.

Babaji se rio por lo bajo.

—Un bebé tarda un tiempo en aprender a caminar. Para un buscador espiritual, las distracciones son mayores; la atracción por *maya*, la ilusión, es más intensa. A veces, ese tipo de persona empieza a practicar la espiritualidad y luego se vuelve perezosa y distraída. Tal vez se sienta atraída por el *satsang*, la *sadhana*, incluso el *sannyasa*. Pero esos deseos se parecen a tratar de encender una vela de cara al viento. Tarde o temprano, la llama se apaga. No obstante, si la llama existe, aunque solo sea durante un periodo muy breve, poco a poco las ilusiones comienzan a disolverse.

Me señaló.

—En tus últimas ocho vidas, naciste en el seno de familias ricas. En medio de tantas comodidades, a veces te distraías y no alcanzabas el yoga. Pero, como el deseo permanecía, también eran familias piadosas y gracias a eso creciste un poco más. Ahora, cuando estás casi listo, has nacido en un hogar de buscadores, el linaje de los yoguis sabios. Debes entender hasta qué punto tu nacimiento es raro y afortunado. Muy pocos son bendecidos con prácticas espirituales tan sagradas a una edad tan temprana y con la guía adecuada.

Recordé lo que había aprendido muchos años atrás: todos los niños son rocas al nacer y, si tienen suerte, conocen a *siddhas* que ven la belleza en su interior. Dedican tiempo a esculpir al niño, a darle forma, a otorgarle un propósito. Tuve la suerte de ser una de esas rocas.

Babaji vio la luz del entendimiento en mi rostro.

—La divinidad te ha otorgado una gracia que puede ayudarte a despertar y ser testigo del yo ilusorio, el Apasmara, que ha obstaculizado tu crecimiento.

—Veo el Apasmara, pero sigo sin entender por qué tiene tanto poder sobre mí —dije.

El gurú sonrió.

—Te controla jugando con tu mente. Utiliza el miedo y el deseo para dominarte. Se apodera de tu imaginación y te insufla el temor a ser incompleto, a que tú, el ser inmortal e infinito, no seas lo suficientemente bueno. Entonces, te obsesiona la idea de que, si posees esto o aquello, estarás completo. Te induce a perseguir cosas sin cesar.

»Imagina que el sol brillante dijera en el cielo: "Solo estaré completo si tengo un coche lujoso". O que el poderoso río dijera: "Solo estaré completo si el barco del rey navega por mis aguas". El Apasmara influye en la mente haciéndola rumiar sobre las cosas, sugiriendo siempre nuevas formas de disfrute y distracción para complacer los sentidos. Influye en la memoria diciéndote que repitas una determinada experiencia o que la mejores. Introduce en tu mente un poco de miedo, algo de inseguridad, una pizca de duda, y te dice: "Si lograras esto o aquello, romperías tus cadenas". Influye en la imaginación sugiriendo imágenes en las que eres libre, pero la imagen vuelve a cambiar a medida que te acercas a la meta y tu objetivo se sitúa más lejos que cuando empezaste. El Apasmara te inunda de anhelo cuando miras a los demás: te empuja a infravalorar lo que tú tienes y a sobrevalorar lo que tienen los demás. Y lo hace alejándote cada vez más de la meta del yoga, el yo divino.

Mientras estaba allí sentado escuchando a mi gurú, sentí otra presencia. A través del fuego pude ver al pasajero oscuro, el Apasmara, mirándome, esperando a que el fuego se extinguiera para intentar seducirme de nuevo con otro deseo pasajero, otra ilusión de consecución. Bajo el cielo estrellado, sentado en la arena del desierto ante el fuego que se apagaba lentamente, estaba con el gurú que me otorgaba sabiduría y con el Apasmara que me acechaba.

Contemplando las llamas, traté de calcular cuánto tiempo podía durar el fuego.

—¿Cómo puedo librarme de él para siempre? —le pregunté.

Él sonrió como si le hiciera gracia mi inocencia.

—Hijo, no hay nada que ocurra para siempre en este planeta Tierra. Mientras habites en esta dimensión, debes seguir sus reglas. Pero hay algunas cosas que pueden ayudarte. Procura meditar y deja de identificarte con el yo finito, pues los pensamientos de que estás incompleto, de que morirás, de que te ahogarás, proceden de ese yo terrenal. Según abandones la identificación con lo finito, empezarás a caminar hacia la conciencia.

—¿Y cómo puedo hacerlo, Babaji?

—Dirige tu intención y tu conciencia hacia tu interior —respondió—. Comprende que todo deseo de gratificación externa es falso. Es el Apasmara el que te hace pensar que la felicidad te llegará cuando consigas ciertos objetos. La presencia o ausencia de un objeto no crea la felicidad. Solo nuestra mente y nuestros pensamientos tienen el poder de generar felicidad. A veces estamos saciados y la mente nos hace creer que tenemos hambre. Debes alcanzar el estado de no mente, porque solo entonces conocerás la libertad completa.

Las llamas titilaban al paso de la leve brisa que acariciaba la arena del desierto. Babaji continuó.

—Estás bendito, hijo, porque por obra y gracia de la Madre has desarrollado el desapego. Ese distanciamiento es el mayor regalo, porque te permite avanzar hacia el yoga. La gente confunde el desapego con la tristeza; piensan que tienen un problema de salud mental, algún tipo de depresión, y tratan de curarlo sin comprender su causa fundamental. Pero esa indiferencia te libera del mundo exterior y te permite emprender un viaje interior. Este es el estado que has deseado durante tanto tiempo. Hay muchas personas en el mundo que ansían entrar en ese estado de no mente, en el que uno se libera del Apasmara. Intentan alcanzarlo a través de sustancias, lo que al final los lleva a la adicción. Sin embargo, cuando el efecto de la sustancia desaparece, el Apasmara vuelve a mostrar su rostro.

Mi gurú se inclinó un poco hacia delante para enfatizar sus palabras.

—Hijo, debes entrar en el estado de no mente, cruzar la puerta más allá de la cual se encuentra el yo infinito. Cuando estás en este lugar, no oyes nada más, no ves nada más ni sabes nada más, y eso es el infinito. Y solo en este infinito hay felicidad. En este hermoso estado, hijo, se encuentra tu dicha.

Escuché las palabras de mi gurú. Vi al Apasmara, todavía una sombra apartada del fuego. Las llamas empezaron a apagarse poco a poco. Cuando las últimas llamas se extinguieron, me vino un pensamiento a la mente. «Qué agradable sería poder sentarse aquí, libre de todos los deseos, y simplemente escuchar a Babaji. Me fundiría en sus palabras y olvidaría al Apasmara. Qué hermoso sería que las palabras de Babaji me otorgaran la libertad que anhelaba, igual que una vez me otorgó el *shaktipat*». El pensamiento todavía cruzaba mi mente cuando la voz de mi gurú reverberó poderosa hacia mí.

—Hijo, el yoga no es la libertad de acción. Es la libertad en acción. Para ser un alma realizada, para ser uno con el infinito, debes actuar desde un estado de libertad.

«Libertad» fue la última palabra que oí. Cuando el fuego se convirtió en brasas y las brasas en cenizas, me sentí cansado. Meditando sobre las divinas palabras que había oído, me quedé dormido.

Me desperté con la luz del sol en el rostro y miré el montón de cenizas frente a mí. Más allá de las cenizas vislumbré una huella en la arena, como si alguien hubiera estado sentado conmigo durante toda la noche. Pero estaba solo de nuevo. Sabía que mi gurú me había acompañado, pero ¿en qué forma: mortal o inmortal? ¿Había vuelto al *ashram* de Rajastán?

Mirando alrededor me di cuenta de que, aunque las marcas decían que alguien estuvo conmigo, no había huellas de pies. En ese momento advertí que me encontraba en un crematorio, donde la gente viene a incinerar los cadáveres de sus seres queridos. Detrás de mí estaban las cenizas de piras funerarias recientes y, en derredor, los restos de innumerables piras quemadas a lo largo de muchos años. Mientras contemplaba las cenizas, sentí que, por obra y gracia del gurú, y de la *sadhana*, el *samadhi* y el *shraddha*, esas hogueras funerarias eran las piras de mis propias vidas pasadas, las cenizas de mis propios deseos creados por el Apasmara.

Justo delante de mí estaba la pira de cualquier miedo y duda que pudiera haber albergado, pues mi gurú me había otorgado la sabiduría divina. Debía entrar. Mi Madre me había enviado al Padre, y el Padre me había mostrado el camino. Se me había aparecido en forma divina y me había guiado hacia la luz, hacia el estado de no mente, hacia la liberación del Apasmara.

La pira funeraria no era para el Apasmara, pues este era una fuerza de la naturaleza y hacía lo que su condición le dictaba. La pira funeraria era para mi yo finito. El Apasmara solo podía controlarme mientras yo existiera en la finitud. Cuando lo finito desaparece, la sombra se disipa. Pensé en un ventilador de tres aspas. Si el ventilador está quieto, ves las aspas y sus sombras. Sin embargo, cuando el ventilador gira a gran velocidad, no hay aspas ni sombras. Libertad en acción: tenía que elevar mi propia conciencia.

Sabía dónde estaba y me sentía preparado para caminar bajo el sol hacia el templo de Mahadev de Rajastán, donde nací. Pues el camino no era un viaje físico. De la pira funeraria a Shiva, la senda que tenía que recorrer era un camino interior que me llevaría al yo inmortal.

Después de tanto tiempo, pude saborearlo y me sentí exultante. Pese a todo, sentía que el Apasmara caminaba conmigo y, aunque yo hacía caso omiso de los pensamientos y los deseos que me soplaba, no se rendía ni se apartaba de mi lado.

No me importaba. Que hiciera lo que quisiera. Yo tenía mi propio destino.

SAMADHI

EJERCICIO DE MEDITACIÓN

Siéntate en una postura cómoda, relájate y cierra los ojos.

Desplaza tu conciencia a ese momento en el que toda tu vida habrá quedado atrás. Ante ti solo hay una puerta: el umbral de la muerte. Mientras te enfrentas a esa puerta, observa y acepta cualquier pensamiento que surja. Observa las emociones y los asuntos sin resolver de los que desearías liberarte antes de cruzar la puerta. Reflexiona sobre los aspectos más importantes de la vida que dejas atrás.

Por hoy, deja que la muerte sea tu maestra y te permita entender qué es lo que realmente importa y qué debes dejar atrás.

Medita este sentimiento tanto tiempo como puedas.

CAPÍTULO 22

La danza de la inmortalidad

मात्रास्वप्रत्ययसंधाने नष्टस्य पुनरुत्थानम् शिवतुल्यो जायते ।

Cuando creemos firmemente que el propio ser es uno con el todo, el estado de conciencia elevado que nos había abandonado renace. Volvemos a ser iguales a Shiva.

Dicen que es imposible encontrar la luz sin el acompañamiento de un gurú.

Me llevé conmigo las bendiciones de mi gurú y, después de casi once años, volví a entrar en los terrenos sagrados del *ashram* de Rajastán.

El paisaje había cambiado. Donde antes había una comunidad bulliciosa y próspera, ahora solo veía arena y, en medio de ella, un camino que conducía al templo de Mahadev. La estructura parecía más pequeña de lo que yo recordaba; tal vez se debía a que yo había crecido.

Pero las montañas eran las mismas de siempre. Todavía podía ver el camino que solían tomar las caravanas de pastores de cabras, el mismo que habían transitado durante miles de años.

Cuando llegué al templo, caí de rodillas y de repente me invadió la seguridad de que me iban a suceder cosas buenas. Hay una diferencia entre la seguridad y la imaginación. Si te pido que imagines un dragón, lo verás en tu mente; tal vez te imagines un dragón nórdico o un dragón chino. Pero, si estás sentado en una habitación oscura y te pido que dirijas tu atención al sol, no necesitas imaginar nada. Sabes que está fuera: bastaría que salieras de la habitación para que lo vieras. La seguridad procede de la conciencia, y esa seguridad y conciencia aportan esperanza y fe. Es esa fe la que nos otorga el poder de la perseverancia.

Por fin estaba en la tierra del Padre, tal y como me había sugerido la Divina Madre. Y esta vez no «pensaba» que lograría alcanzar mi objetivo, lo «sabía». Se me habían concedido demasiadas bendiciones, demasiada ayuda, como para desperdiciarlo todo. Tenía que sacarle partido.

A través de la guía que había recibido y de las vidas pasadas que había visto, sabía que, con frecuencia, se presenta la oportunidad y aparece la divinidad, pero las personas están ocupadas o son perezosas y la dejan pasar. Estamos tan pendientes de distracciones pasajeras, estresores fugaces y preocupaciones superfluas que olvidamos lo que es importante. Ahora sabía qué era lo verdaderamente valioso y tenía que respetar los dones que se me habían otorgado y todo lo que había construido. Porque, igual que yo era consciente de mi divinidad, también era consciente del Apasmara que se escondía detrás de mí, mi propia creación. Dicen que se cosecha lo que se siembra y, con el tiempo, a lo largo de milenios, todas las ocasiones en las que no perdoné, todas las veces que dejé que el odio conquistara mi corazón, todas las veces que elegí la ira en lugar del perdón, estaba otorgando fuerzas al Apasmara. Yo creé su naturaleza, que se inclinaba hacia lo negativo, y ahora caminaba conmigo. Pero el Apasmara estaba tan confundido como yo, pues no entendía por qué por primera vez era él quien seguía mis pasos. Pensaba: «Ishan me creó, debería seguirme él a mí».

Todos los villanos se creen los héroes de su propia historia. Estoy seguro de que el Apasmara pensaba que trataba de ayudarme. Cuando lo miré, advertí que no actuaba por maldad: actuaba conforme a su naturaleza.

Una vez que comprendí eso, cada vez que el Apasmara introducía un pensamiento odioso en mi mente, cada vez que me distraía con algo que no constituía mi objetivo, lo rechazaba sin detestarlo.

Entré en el templo y vi los distintos rostros de Shiva ante mí: el creador, el sustentador, el destructor; el *jyotirlinga*, el infinito, la energía divina. Fue entonces cuando sentí que finalmente había alcanzado ese punto sobre el que me hizo meditar mi gurú tanto tiempo atrás en Rajastán. «Desplaza tu conciencia al final de la vida, cuando no haya nada delante de ti excepto una puerta. Esa puerta es la muerte. Toda vida, todo propósito, todas las elecciones han quedado atrás y debes atravesar el umbral. Cuando lo cruces, se te revelará el yo inmortal».

Había asimilado todo el conocimiento y toda la divinidad que se me habían concedido. Y era tan fuerte como podría llegar a ser jamás. ¿Albergaba en algún lugar de mi corazón la idea de que tenía que ser aún más fuerte, aún más sabio? ¿Pensaba que debería haber meditado más? Sí, ese temor estaba ahí y también ese pensamiento. Al fin y al cabo, me habían dicho que no era como mi gurú ni como los demás monjes. Pero no tenía tiempo de prestarle atención al miedo. Recordé las lecciones de los mantras de Dwarka, la perseverancia de Lucknow, y empecé.

Comencé por los mantras de invocación. Proseguí con el trabajo de respiración, el preludio del *prati prasav.* Ahora, al iniciar el *prati prasav*, podía ver mis pensamientos y recuerdos, pero no de una manera que me afectara; me limitaba a observarlos. Fuera cual fuese el pensamiento que surgiera, lo aceptaba sin juzgarlo.

«¡Eso es! —pensé—. He alcanzado mi objetivo. He ganado».

Justo antes de recibir el *amrit* llega el *vish.* Ascendía cada vez más hacia el estado de *samadhi*, pero en ese momento el Apasmara apareció ante mí. Cuando lo miré, vi en él todos mis malos pensamientos, malas decisiones, malos karmas, no solo de esta vida, sino de todas mis vidas juntas. Era una hormiga mirando el Himalaya y tendría que pasar una eternidad (¡que como ser finito no poseía!) desmontando la montaña piedra a piedra, grano a grano de arena.

Durante un momento me di por vencido. Pero, entonces, las lecciones de Lucknow surgieron en mí. Debía perseverar; debía continuar mi *sadhana.* Una voz habló en mi corazón: «No hay mayor energía que la del dios del que procedo y al que volveré». Así que empecé a crear el fuego divino y lo proyecté hacia el Apasmara, pensando que, si lo destruía, ganaría. Pero, hiciera lo que hiciera, yo me debilitaba mientras el Apasmara se hacía más fuerte.

Durante horas, días y noches, utilicé todos los mantras que conocía, todas las *sadhanas* que recordaba, todas las técnicas de respiración que había aprendido. Permanecí en ese templo, y la gente, desde fuera, debía de pensar que había un loco allí sentado. Pero recordé que mi gurú me había dicho: «Aquellos que no completan el camino del yoga vuelven al mismo ciclo de vida y muerte». Era el momento: esta era mi oportunidad.

Si no lo lograba en esta vida, no sabía en qué otra vida lo haría; solo sabía que no podía seguir siendo un ser finito.

Así que continué. Quería destruir el Apasmara, pero estaba agotado. Física, mental y emocionalmente, no me quedaba nada. Con la última gota de energía que guardaba dentro, me aferré al *shivling*, el divino Mahakaal. Y un último pensamiento asomó a mi mente: «Me entrego».

A veces, eso es lo único que tenemos: la fe. Podemos hacer todo lo que está en nuestra mano, pero el triunfo se encuentra en manos de Mahakaal.

«Me entrego».

Con ese pensamiento apareció otro: «Shiv, Shivanand, Shiv Yogui».

Recordé las palabras de mi gurú: «Hijo, debes entrar en el estado de no mente, cruzar la puerta más allá de la cual se encuentra el yo infinito. Cuando estás en ese lugar, no oyes nada más, no ves nada más ni sabes nada más, y eso es el infinito. Y únicamente en ese infinito se encuentra la dicha».

A medida que la emoción de la rendición crecía en mí, empecé a pensar que yo era «el que ve», el que experimentaba todo lo que hay en derredor, mientras que «lo visto» era la experiencia, el no yo. La aparente dualidad entre el que ve y lo visto creaba la posibilidad de sometimiento, que no era sino las ilusiones y los apegos que mi gurú me había mostrado. Pero ¿y si no existiera la dualidad? Entonces, ¿dónde quedaba la servidumbre?

Se me ocurrió que, si pudiera llegar a un estado en el que no existe la noción del otro, en el que no hay «yo, mí, mío», no hay superioridad ni inferioridad, no hay gustos ni aversiones, no hay Apasmara ni enemigo, no hay deseo, codicia ni ira, tal vez entonces podría desprenderme de todos los conflictos y penas creados por la dualidad. En ese momento sentía que Mahakaal estaba listo para ser uno conmigo, que el Apasmara me lo impedía y que yo hacía un esfuerzo titánico para vencerlo. Pero ¿y si no existiera la dualidad? ¿Y si me entregara, si me rindiera, si me separara?

Mirando a Mahakaal, recordé todas las veces que rezaba y presentaba ofrendas a Mahadev: flores del árbol, frutas del huerto, cosas que nunca fueron mías. Hoy, en lugar de ofrecer flores y frutas, me desprendería de mis ilusiones y de mis apegos. Uno a uno, empezaron a surgir pensamientos sobre «mi, lo mío, yo». Al igual que el árbol deja caer cada hoja, empecé a soltar cada pensamiento ante Mahadev, mientras me decía: «Todo procede del mundo y el mundo procede de ti. No hay *yo*, no hay *mío*. Todo eres tú. Tú eres el océano y toda la creación solo son olas que proceden de ti. Deja que vuelva a ti. Todos los pensamientos de conquista, resentimiento, incluso el miedo al Apasmara».

Me entregué a Mahadev. Poco a poco, fui soltando todos los conceptos del mundo interior y exterior hasta que solo quedé *yo*. Este *yo* era el ser puro que estaba allí antes de cada experiencia, durante cada experiencia y que seguiría existiendo incluso después de cada experiencia. El mundo y sus apegos ahora me parecían irreales y solo *yo* permanecía.

Finalmente, cuando solo quedábamos Mahadev y yo, lo solté. ¿Cómo podía haber un *yo* cuando cada rayo de luz es una extensión del sol, cuando cada gota de agua es una extensión del océano, cuando toda la creación es una proyección de la conciencia suprema? Así que entregué el *yo*, la última gota de ego. Entregué el *yo* a Shiva.

En ese momento sentí la divinidad de Mahadev fluir hacia mí como una luz cegadora. Entraba por la parte superior de mi cabeza, como si el universo infinito irrumpiera en mí e hiciera pedazos el Rudra *granthi*. No sabía si la luz entraba en mí o si yo me elevaba hacia la luz. El pensamiento «Me entrego a Shiva» se convirtió en «Yo soy Shiva».

Ya no había dualidad. No había ningún yogui adorando a Mahadev, tratando de vencer al Apasmara. Solo era Shiva, a través del cual se manifiesta toda la creación y al que la creación regresa. Solamente existía la luz, y yo no oía, no veía ni sabía nada más. Mientras experimentaba esta luz y esta divinidad, la Shakti me llevó a un lugar muy profundo, a un lugar infinito. Se trataba de una región que ya había visitado antes, la región a la que me había transportado el *shaktipat* de mi gurú, donde me había sentido uno con el infinito. Era uno con el yo inmortal.

En ese estado, sentí la unidad con mi gurú. Podía tocar, sentir, saborear, oler todo lo que él había experimentado; podía pensar cada pensamiento que él había concebido en cada momento que había vivido. Podía vivir en un instante las vidas de todos los gurús que me habían precedido.

En esta unidad me sentí libre. Me reí, pues toda mi vida había creído ser libre porque podía pensar y decir lo que quisiera y moverme por donde me apeteciera. Pero eso no era libertad. Durante vidas enteras había estado sometido; atado por el dolor, el miedo y la impotencia. Por fin entendía la naturaleza de mi cautiverio y di gracias por la liberación que estaba experimentando. Yo soy el universo y el universo es uno conmigo. Mi viaje por las encarnaciones había terminado. Era libre. Era inmortal.

En ese estado de plenitud, podía elegir. ¿Debía quedarme en esa región divina o regresar a la Tierra para seguir con mi vida? Si me quedaba, estaría completo y feliz. Pero, si regresaba, podría devolver a mi familia espiritual todo lo que me había dado y ayudar a aquellos que necesitaban orientación, igual que los Siddhas me habían ayudado a mí. Ahora bien, la naturaleza de las tres dimensiones terrenas radica en crear dualidad, negatividad y apego. Incluso Shiva en esa dimensión podía crear a Andhakasura.

Respiré profundamente, siendo uno con Shiva. Por la gracia de Shiva, a través de la unidad con Shiva, había alcanzado un estado que trascendía el sí y el no.

Recordé que incluso los seres realizados deben cumplir su *dharma*, su deber. Y entonces lo supe: «Caminaré por la Tierra».

Ante mi yo infinito, el universo adoptó la forma de Nataraj: el Señor Shiva como bailarín, poderoso, fuerte, divino, ejecutando la danza de la creación, la manifestación y la destrucción. Bajo sus pies estaba el Apasmara, inmóvil e impotente. Dos inmortales, destinados a bailar juntos en una danza eterna. Todos los objetivos divinos se alcanzaron con el Apasmara sometido bajo el pie de Shiva. Y yo conocía el camino del Shiv Yogui.

Regresé al planeta Tierra. Notaba el cuerpo tan fuerte como en Lucknow, antes de comenzar mi viaje, sin una pizca de debilidad o fatiga. Aunque llevaba mucho tiempo sin comer, me sentía más poderoso que cualquier superhéroe.

Si este cuerpo, esta vida, esta mente creaban el *manasaputra*, sabía que era la naturaleza del Apasmara crear dualidad entre Mahadev y yo, apegarme al cuerpo transitorio, hacer que sintiera ira. Sabía que el Apasmara llenaría mi corazón de rabia y me atraparía en una eternidad de guerra y miseria. Pero también sabía que no era mi condición enfrentarme al Apasmara, sino que, al igual que Shiva en su versión de Nataraj, podía someterlo bajo mis pies: a través de la meditación, de la práctica, de las *sadhanas* y del *samadhi*.

Por la gracia de Shiva, salí de ese templo como un ser iluminado, siendo uno con el yo inmortal. A lo lejos vi el bosquecillo de mangos tal y como lo veía cuando era niño. Había un árbol cargado de frutos que brillaban al sol como los zafiros amarillos más hermosos de Sri Lanka. Arranqué un mango y luego hice un montón con los más jugosos, listos para comer. De repente, oí a los monos saltar del árbol para robar los mangos de mi montón. Mi mente creó un pensamiento: «Cogeré un palo y ahuyentaré a los monos. ¡Son mis mangos!».

Al pensar eso, sonreí. El Apasmara volvía a empezar. Pero, como Nataraj, me concentré en mi respiración, recité el mantra, me fortalecí y sometí al Apasmara bajo mi pie.

—Hay muchos mangos, suficientes para compartir con los monos.

«¿Compartir? ¿Quieres compartir los mangos con los monos?». La voz del Apasmara era astuta.

—No solo con los monos —respondí—. Con el mundo entero. Mi querido Apasmara, Shiva te controlará. Shiva brillará.

Me sentía realizado y divino. Cuando fui a recoger mi parte de los mangos, recordé el tiempo que había pasado con Suzie y Barbara. Había soñado con ser Hanuman y llevar la *sanjeevani* al mundo, y me parecía que había llegado el momento de cumplir ese sueño.

«Estaré contigo, esperando una oportunidad para escapar», susurró el Apasmara.

Igual que el Shiva cósmico, me limité a sonreír y dije:

—Pues bailemos.

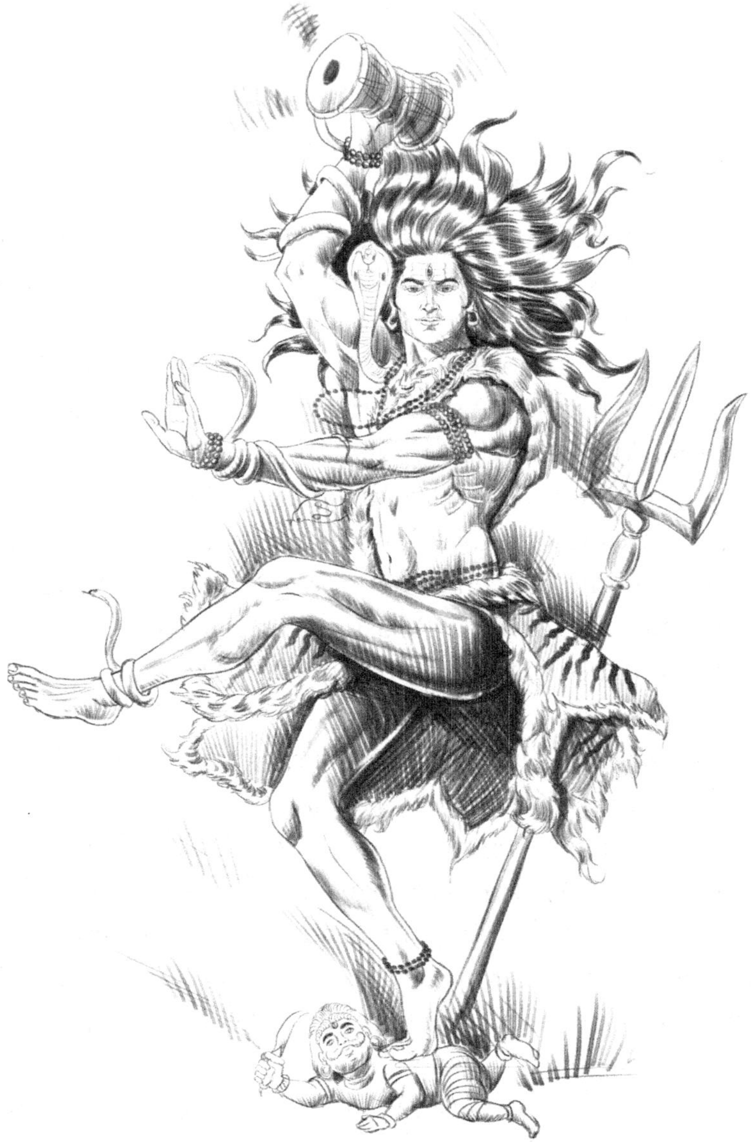

SAMADHI
EJERCICIO DE MEDITACIÓN

Desde tu chacra corona, visualiza y abraza la presencia de tu dios, cultivando un profundo sentimiento de amor y gratitud hacia el ser supremo.

Inspira con el mantra *om* y siente la luz de tu dios fluyendo desde la coronilla por todo tu cuerpo.

Mientras espiras con el mantra *om*, siente cómo tu conciencia se eleva desde cada célula y se fusiona con el ser supremo en la coronilla. Al inspirar, experimenta una sensación de renacimiento. Al espirar, despréndete del cuerpo.

Medita sobre tu unidad con el ser supremo. Medita sobre el pensamiento: «Soy uno con el infinito. Soy uno con mi ser inmortal. Soy Shiva».

Sigue haciendo el ejercicio durante veinte minutos. Practícalo todas las noches antes de dormir.

TU YO INMORTAL

Ahora que llegamos al final, volvamos con los dos pájaros del árbol.

Cuando empezaste a leer este libro, tu mente estaba conectada con el pájaro inferior, ruidoso e inquieto, que saltaba de rama en rama. Tu mente estaba dormida, inconscientemente apegada a todo lo finito que te rodeaba. A medida que tu conciencia se ha elevado, te has conectado con el pájaro superior, tu sabio subconsciente, y el verdadero conocimiento ha entrado en tu mente de buscador. Esa es la conciencia de tu ser inmortal.

Ahora sabes que tienes los medios para acceder a un estado de conciencia elevado: el estado de *samadhi*. Cualquier persona puede entrar en este estado de divinidad y alcanzar la profunda sabiduría que yace latente en su interior. Al fin y al cabo, yo era muy joven cuando viví los acontecimientos que comparto en este libro. Solo tenía doce años cuando me marché de Rajastán, luego estuve cinco años en Dwarka y tres en Lucknow antes de pasar tres meses viajando por la India. En términos occidentales, apenas había alcanzado la edad adulta cuando encontré la iluminación. Así que, ya lo ves, estas prácticas pueden conducirnos a la inmortalidad a cualquier edad.

Para alcanzar ese estado, a veces es necesario un acompañamiento, y este libro puede actuar como la guía de los Santos Siddhas. Si prestas atención a las enseñanzas que contiene esta obra, se creará un nuevo marco: el deseo de un conocimiento superior. A través de la práctica continua de la meditación, este conocimiento se irá revelando poco a poco en tu interior.

En los últimos capítulos de este libro, el Padre me empuja hacia la Madre, y luego la Madre me empuja hacia el Padre. Es una hermosa metáfora de la meditación, porque en las ciencias meditativas orientales la coronilla es la sede de Shiva y la base de la columna vertebral es la sede de Shakti. Entre la coronilla y el coxis, entre Shiva y Shakti, se encuentra todo el universo. Por eso decimos que el universo está dentro de mí: el universo me crea y yo albergo el universo en mi interior. De ahí que, si me comprendo a mí mismo, comprendo el universo. La meditación que he incluido en el último capítulo, cuando nos desplazamos de Shiva a Shakti y de Shakti a Shiva, permite al buscador conocerse a sí mismo, profundizar en su interior para elevar su conciencia, desprenderse de los engaños de la mente y unirse al yo inmortal.

Los ejercicios de meditación que te propongo pueden ser el comienzo de un hermoso viaje en pos de un nuevo poder que te permita superar cualquier turbulencia, sea lo que sea lo que la vida te ponga por delante. Y, lo más importante: a medida que avances en el sendero del *samadhi*, obtendrás la capacidad de vencer al Apasmara. Puede que tu pasajero oscuro se sienta invencible, pero, en tu historia, no es el Apasmara el que tiene el poder. Eres tú. Siempre fuiste tú. A medida que conectes con esa verdad, descubrirás que cada día de tu vida posees la capacidad de superarte, de perseverar, de ser resiliente.

Si este libro te ayuda a acceder aunque sea a una mínima parte de ese poder, serás capaz de vencer a cualquier Apasmara que pueda estar bailando a tu alrededor.

Espero que este libro y las prácticas y los conocimientos que contiene te motiven y te ayuden en el viaje de tu vida.

GLOSARIO

abhinivesh: aferrarse a la vida corporal por miedo a la muerte.

Adinath: 'el primer señor', a menudo en referencia al dios Shiva del hinduismo.

advaita: 'no dualidad', un concepto de la filosofía hindú que enfatiza la unidad de todo lo que existe.

amrit: 'néctar de la inmortalidad'.

amrit manthan: 'batir el océano'. En la mitología hindú, simboliza la búsqueda de la inmortalidad.

Andhakasura: demonio de la mitología hindú conocido por su ceguera y su intensa oscuridad, que simboliza la ignorancia y el mal.

antim yatra: el viaje final o los últimos ritos que se llevan a cabo para una persona fallecida en la tradición hindú. Implica rituales y ceremonias para honrar el alma del difunto y garantizar su paso seguro al más allá.

anusthan sankalp: intención de hacer un ritual espiritual específico con dedicación y disciplina. Implica comprometerse a llevar a cabo ciertas prácticas u observancias para lograr un objetivo concreto.

Apasmara: demonio de la mitología hindú que simboliza la ignorancia y el olvido; representa la aflicción provocada por la ignorancia espiritual.

Arjuna: uno de los cinco hermanos Pandava, que son los héroes de la epopeya india Mahabharata. Arjuna, hijo del dios Indra, es famoso por su destreza con el arco y su compromiso con la justicia.

arti: ritual del culto hindú que consiste en encender una lámpara de aceite o una vela (a menudo, llamada *diya*) en honor de una deidad al mismo tiempo que se entonan himnos ante su imagen. La luz simboliza la presencia divina, y el ritual se lleva a cabo para disipar la oscuridad y la ignorancia.

asana: en yoga, postura o pose que se adopta para mantener la salud física, la flexibilidad y el equilibrio mental.

asmita: 'ego' o 'sentido del yo', que a menudo conduce al individualismo y al orgullo. En contextos espirituales, *asmita* se considera un obstáculo para alcanzar la autorrealización y la liberación espiritual.

asura: en la mitología hindú, un tipo de seres sobrenaturales, a menudo considerados demonios. Por lo general, se oponen a los devas (dioses) y se asocian con el caos, la oscuridad y los deseos materiales.

avidya: 'ignorancia' o 'falta de conocimiento'; la ignorancia de la verdadera naturaleza de uno mismo y de la realidad última, considerada la causa fundamental del sufrimiento y del ciclo de nacimiento y reencarnación *(samsara).*

bandha: 'vínculo' o 'atadura'; en el yoga y en contextos espirituales, se refiere a bloqueos corporales específicos o sellos de energía utilizados para controlar el flujo del *prana* y mejorar la eficacia de los *asanas* y la meditación.

Bhadrakali: una versión feroz y protectora de la diosa Kali en el hinduismo. A menudo representada como una deidad poderosa que encarna tanto la buena fortuna como la fuerza, Bhadrakali es venerada por sus cualidades protectoras, así como por su capacidad para eliminar obstáculos y otorgar bendiciones.

Bhagavad Gita: escritura hindú de setecientos versos que forma parte de la epopeya india Mahabharata. Es una obra clave de la filosofía hindú y representa un diálogo entre el príncipe Arjuna y el dios Krishna en el que se exploran los caminos hacia la realización espiritual, incluidos la devoción, el conocimiento y la acción.

Bhasmasura: demonio que recibió del dios Shiva el don de convertir en cenizas a cualquiera que tocara.

bija: 'semilla'; en el hinduismo y en el budismo, a menudo se refiere a una semilla simbólica o esencia a partir de la cual algo crece o se desarrolla. Se suele utilizar en los mantras (sílabas semilla) y representa el sonido o la vibración fundamental de las prácticas espirituales.

Brahma muhurta: periodo de la madrugada, aproximadamente una hora y media antes del amanecer, considerado muy auspicioso en el hinduismo.

chacra: centro de energía corporal; hay siete alineados en la columna vertebral, cada uno de los cuales gobierna diferentes aspectos físicos, emocionales y espirituales.

dharma: deberes y responsabilidades morales y éticos en función del papel que cada persona tiene en la vida. También se refiere a las enseñanzas del Buda para alcanzar la iluminación. En el orden cósmico, se refiere al orden natural y a las leyes que rigen el universo, que garantizan el equilibrio y la armonía.

dvesha: 'odio' o 'aversión'; se refiere a un intenso rechazo o animadversión hacia alguien o hacia algo.

Gorakhnath: yogui hindú, *mahasiddha* y santo de principios del siglo XI, fundador de la orden monástica Nath en la India. Sus seguidores son conocidos popularmente como *yoguis* o *shivyoguis*. Proviene del linaje Shiv Yog y es conocido por su profunda influencia en el yoga y en el misticismo.

granthi: nudo o bloqueo energético en el cuerpo sutil (más allá del físico, mental y espiritual), según las tradiciones yóguicas y espirituales indias. Los tres *granthis* principales son: Brahma *granthi*, relacionado con el apego material; Vishnu *granthi*, relacionado con el apego emocional, y Rudra *granthi*, relacionado con el ego espiritual. Deshacerse de estos nudos es esencial para el progreso espiritual.

halalhala vish: veneno mortal que surgió durante el *amrit manthan* (batido del océano) en la mitología hindú.

Hanuman: deidad venerada en el hinduismo y figura central de la epopeya Ramayana, conocido por su capacidad para volar, sus increíbles hazañas y su papel en el rescate de Sita, la esposa de Rama, cuando la secuestra el rey demonio Ravana.

Har Har Mahadev: poderoso canto del hinduismo, especialmente en el culto al dios Shiva. Se suele interpretar en templos, ceremonias religiosas y festivales para invocar las bendiciones de Shiva.

jup: También escrito *jap*, es una práctica espiritual que consiste en el canto o la recitación repetitiva de un mantra. El *jup* puede ser silencioso, susurrado o entonado en voz alta.

jyotirlinga: el término combina dos palabras sánscritas: *jyoti*, que significa 'luz o resplandor', y *linga*, que es una representación simbólica de Shiva. Se cree que el *jyotirlinga* es una automanifestación de Shiva en forma de columna de luz. A diferencia de los *linga* de Shiva más habituales, que suelen instalar y venerar los devotos, los *jyotirlingas* se consideran de origen natural. Hay doce *jyotirlingas* en la India con diferentes nombres e historias maravillosas.

Kalari: también conocido como Kalaripayattu, es un antiguo arte marcial originario del estado de Kerala, en el sur de la India, que combina el entrenamiento físico con la disciplina mental, la espiritualidad y las técnicas de defensa personal. También incorpora movimientos similares al yoga, meditación y ejercicios de respiración.

Kamadeva: el dios hindú del amor y el deseo. Su esposa es Rati, la diosa del placer.

karma: 'acción' u 'obra'; el karma se refiere al principio de causa y efecto por el cual las acciones (buenas o malas) de una persona influyen en sus experiencias futuras a través del ciclo del nacimiento, la muerte y la reencarnación *(samsara)*.

Krishna: una importante deidad hindú, considerada el octavo avatar de Vishnu. Krishna es conocido por sus papeles como amante divino, príncipe heroico y sabio maestro. A menudo se lo representa tocando la flauta y es venerado por su sabiduría y su divina alegría.

kundalini shakti: una forma de energía femenina divina que se cree que reside en la base de la columna vertebral, en el chacra raíz. Cuando se despierta a través de prácticas espirituales, asciende a través de los chacras, lo que conduce a la iluminación espiritual y a la autorrealización.

Mabhadrakali: una versión divina de Maa Adhya Shakti, la Madre Suprema.

madhyama: 'medio'; también se refiere a los cuatro niveles del habla: *vaikhari*, la expresión de los pensamientos de viva voz; *madhyama*, los pensamientos antes de ser expresados en voz alta; *pashyanti*, la imagen mental antes de formularla, y *para*, el comienzo mismo de un pensamiento, cuando es solo una sensación.

Mahadev: el señor supremo, Shiva.

Mahakaal: una versión del Señor Shiva, que significa 'gran tiempo' o 'señor del tiempo'. Representa el poder sobre el tiempo y la muerte y simboliza la destrucción y la regeneración.

mahasiddha: 'el gran realizado'; denota a alguien que ha alcanzado altos niveles de realización espiritual y dominio de las prácticas esotéricas. Se refiere a un ser autorrealizado e iluminado en varias tradiciones espirituales indias.

manasaputra: 'hijo nacido de la mente'; se refiere a entidades creadas a través de la concentración mental o el pensamiento.

mantra: palabra, sonido o frase sagrada en el hinduismo, el budismo y otras prácticas espirituales que se repite durante la meditación o la oración. Se cree que la repetición de mantras concentra la mente, invoca el poder espiritual y ayuda a alcanzar objetivos espirituales específicos.

maya: 'ilusión'; maya representa la naturaleza engañosa del mundo material, que enmascara la realidad verdadera e inmutable.

meypayattu: el aspecto físico del entrenamiento Kalari, que proporciona fuerza al cuerpo y a la mente.

moh: 'apego' o 'enamoramiento'.

nadi: según el yoga y el Ayurveda, canal de energía corporal que transporta la energía vital *(prana)*. Equilibrar los *nadis* es fundamental en prácticas como el *pranayama* y la meditación.

namasté: saludo tradicional profundamente arraigado en la India que se traduce como «me inclino ante ti» u «honro la divinidad que hay en ti».

Narada: destacado sabio del hinduismo, conocido por su papel como mensajero divino y devoto del dios Vishnu.

Narayana: 'refugio de todos los seres' o 'refugio de la humanidad'; Narayana, como Vishnu, es considerado el preservador y protector del universo, responsable de mantener el orden y la armonía cósmicos.

narmadeshwar shivling: Shiva *lingam* sagrado hecho con piedras del río Narmada, venerado por su pureza y significado espiritual. Se utiliza en el culto para simbolizar la naturaleza divina sin forma del dios Shiva.

Nataraj: representación del dios Shiva como bailarín cósmico; simboliza los ciclos de creación, preservación y destrucción del universo.

Nilakanta: epíteto del Señor Shiva que significa 'el de la garganta azul', en referencia a su acto de beber veneno durante el batido del océano. Destaca la naturaleza protectora y sacrificada de Shiva.

Paramahansa Yogananda: nacido en 1893, Yogananda es conocido como «el padre del yoga en Occidente». Introdujo a millones de personas en la meditación y el Kriya yoga, y su libro *Autobiografía de un yogui* ha vendido más de cuatro millones de ejemplares.

parad shivling: Shiva *lingam* sagrado hecho de mercurio, venerado por su significado espiritual; se cree que potencia la energía divina y la curación.

parampara: linaje o sucesión tradicional en el hinduismo, que significa la transmisión de conocimientos y prácticas de maestro a discípulo a lo largo de generaciones.

paravani: el sonido más elevado y divino o la expresión máxima de la verdad. Se refiere al sonido divino supremo que representa la vibración primordial subyacente a toda la creación.

pashyanti: uno de los cuatro niveles del habla; se refiere al pensamiento de una imagen que aún no ha sido expresada. *Pashyanti* está relacionado con un entendimiento profundo e intuitivo y con la percepción espiritual.

prana: 'fuerza vital' o 'energía vital'.

pranayama: práctica de yoga que consiste en el control y la regulación de la respiración, esencial para equilibrar y aprovechar el *prana* con el fin de favorecer el bienestar general.

prati prasav: *prati* significa 'de nuevo' y *prasav* significa 'nacimiento' o 'creación', por lo que se traduce como «renacimiento o recreación espiritual». Se utiliza a menudo para describir la práctica espiritual de la renovación interior que conduce a estados superiores de conciencia o iluminación.

raga: 'apego' o 'deseo' que ata a los individuos a los placeres mundanos y a la búsqueda de lo material.

Raktabija: demonio de las escrituras hindúes cuya sangre, cuando se derrama, da lugar a nuevos demonios, hecho que lo convierte en un adversario temible. Simboliza nuestra sed insaciable de placeres materialistas.

Rama (Ram): una deidad importante en el hinduismo, conocida como el séptimo avatar de Vishnu. Simboliza la rectitud, el coraje y la devoción, y es venerado como modelo de *dharma*.

Ramayana (Ramayan): antigua epopeya india que narra la vida de Rama. Destaca aspectos como el deber, la virtud y la devoción.

Ravana: rey demonio de la mitología hindú, principal antagonista del Ramayana. Ravana representa un personaje complejo que encarna tanto una fuerza inmensa como importantes defectos.

Rudra granthi: nudo espiritual asociado con Shiva que representa un bloqueo en el flujo de energía y en el despertar espiritual, a menudo ubicado en el chacra de la garganta.

sadhana: práctica espiritual destinada al crecimiento personal y a la autorrealización.

sakshatkar: 'autorrealización'; el objetivo final.

samadhi: estado de conciencia meditativa profunda y abstracción espiritual en el yoga y el hinduismo por el cual el meditador experimenta la unidad con el objeto de la meditación. Se alcanza a través de la meditación intensa y la autodisciplina.

samarpan: entrega a la voluntad divina.

samsara: el ciclo del nacimiento, la muerte y la reencarnación, impulsado por el karma y los apegos. El objetivo de los buscadores espirituales es liberarse de este ciclo.

samskara: 'impresión' o 'condicionamiento'; *samskara* destaca cómo las experiencias pasadas moldean e influyen en la vida actual y en el progreso espiritual.

sanatana parampara: las prácticas y enseñanzas espirituales atemporales y transmitidas de generación en generación. Destaca la preservación y la continuidad de la sabiduría y las prácticas espirituales a lo largo de los siglos.

sanchita karma: acciones acumuladas y consecuencias de vidas pasadas que afectan a la vida actual e influyen en los acontecimientos presentes y futuros.

Sandhya kala: periodo de la tarde, entre las seis y las diez de la noche aproximadamente, considerado auspicioso en el hinduismo.

sanjeevani: 'la que infunde vida'; energía divina que representa la curación y el rejuvenecimiento, exaltada por su legendaria capacidad para restaurar la vida y la vitalidad. También se refiere a una hierba conocida como *sanjivani buti* que devuelve la vida a los muertos.

sannyasa: etapa de renuncia en la vida hindú, en la que se abandonan los apegos terrenales para centrarse exclusivamente en la búsqueda espiritual.

satsang: reunión o asociación con personas afines, en ocasiones con la presencia de un gurú (maestro), para la discusión espiritual, la reflexión, la iniciación y la práctica.

seva: 'servicio' (a la humanidad).

Shakti: la energía femenina divina en el hinduismo, que representa el poder y la creatividad. La personifican distintas diosas, como Durga, Kali, Maa Laxmi o Maa Sarswati, e impulsa las fuerzas dinámicas del universo.

shaktipat: 'descenso del poder' o 'transferencia de energía'; la transmisión de energía espiritual de un gurú a un discípulo con el objetivo de despertar la conciencia superior, acelerar el crecimiento espiritual y la realización. A menudo implica el contacto directo, la mirada o la bendición del gurú.

Shambho: epíteto del dios Shiva que significa 'auspicioso' o 'benevolente'.

Shiva: una de las principales deidades hindúes, conocido como «el destructor» en la Trimurti, responsable de la destrucción y la transformación. A menudo se representa con un tercer ojo y una serpiente alrededor del cuello.

shivling: símbolo sagrado del dios Shiva, a menudo representado como una piedra cilíndrica o un pilar. Encarna el aspecto sin forma de Shiva y es objeto de culto en el hinduismo.

Shiv Yog, Shiv Yogui: el término combina *shiva* ('infinito') y *yog* ('unión o práctica'). La fusión con el infinito se denomina Shiv Yog. Un Shiv Yogui es aquel que sigue el camino del Shiv Yog, con el objetivo de alcanzar el crecimiento espiritual, la autorrealización y la unión con la conciencia divina.

shraddha: 'fe' o 'confianza'; denota un compromiso profundo y sincero. Es esencial para cultivar el crecimiento espiritual y la sinceridad en las prácticas.

siddha: 'realizado' o 'perfeccionado'; se refiere a una persona que ha alcanzado un alto nivel de realización espiritual, maestría o logro.

Sita: figura central del Ramayana, presentada como la esposa del dios Rama, que simboliza la virtud, la devoción y la pureza. Es venerada por su fuerza y resistencia ante la adversidad.

sphatik shivling: un Shiva *lingam* hecho de cristal *(sphatik)* que se utiliza en el culto para mejorar la claridad y la pureza espirituales y curativas.

sutra: 'hilo' o 'cuerda'; simboliza la conexión entre ideas. *Sutra* se refiere a una declaración o texto conciso y aforístico que resume ideas o enseñanzas complejas.

Swami Vivekananda: destacado monje indio y figura clave en la introducción de la filosofía hindú en el mundo occidental. Nacido en 1863, fue discípulo de Sri Ramakrishna.

Upanishads: antiguos textos hindúes que exploran la naturaleza de la realidad, el yo *(Atman)* y la verdad última *(Brahman)* y que constituyen una parte fundamental de la filosofía hindú.

vaikhari: uno de los cuatro niveles del habla; *vaikhari* se refiere al uso de la voz para expresar los pensamientos.

Vedas: las escrituras más autorizadas del hinduismo, que abarcan diversos aspectos de la vida y la espiritualidad. Existen cuatro Vedas, conocidos como Rigveda, Samaveda, Yajurveda y Atharvaveda. Incluyen himnos, rituales, filosofía y orientación sobre prácticas religiosas.

vidya: 'conocimiento' o 'sabiduría'; el objetivo de *vidya* es adquirir conocimiento e iluminación tanto en el ámbito terreno como en el espiritual.

vish: 'veneno'.

yagya (o yajna): ritual védico de ofrendas acompañado del canto de mantras védicos. Se lleva a cabo para invocar bendiciones divinas, mantener el orden cósmico y materializar intenciones específicas.

yagyashala: espacio designado para la realización de los *yagyas* (rituales y sacrificios védicos).

yogui: persona comprometida con la práctica del yoga para la autorrealización, el crecimiento espiritual y el bienestar físico.

AGRADECIMIENTOS

Doy gracias a la persona que me da fuerzas, mi amor y mi voz: mi esposa, Kavita Shivanand; a mi mayor apoyo, al que llamo cariñosamente «jefe», Ashok; y a mi divino hermano, Jay.

También quiero expresar mi agradecimiento al equipo que ha hecho posible este libro: Renée, Jaidree y la señora Sally por ayudarme a encontrar las palabras adecuadas.

Y, por último, doy gracias a mi hermosa madre, que siempre me ha guiado con suavidad hacia la luz.

ACERCA DEL SHIV YOG Y EL YOGA DE LOS INMORTALES

El Shiv Yog es un antiguo linaje y tradición espiritual que se remonta a Adinath, el primer gurú, y continúa a través de una larga línea de gurús hasta el padre de Ishan Shivanand, Avdhoot Shivanand, y ahora el propio Ishan como gurú principal.

Se centra en las prácticas espirituales y la meditación, más que en prácticas externas basadas en rituales. El núcleo del Shiv Yog radica en la idea de que el propio cuerpo y la respiración son el templo, por lo que no son necesarios templos físicos. Dios es la fuente del potencial infinito que hay dentro de cada ser humano, y cada individuo posee el potencial de trascender la identificación con el cuerpo y la mente.

Fundado por Ishan Shivanand, el Yoga de los Inmortales (YOI, por sus siglas en inglés) acerca las antiguas prácticas espirituales y las técnicas de meditación del linaje Shiv Yog al mundo actual, respaldándolas con pruebas científicas y haciéndolas accesibles a todo el mundo. Se trata de un programa de bienestar mental, basado en la evidencia y clínicamente contrastado, que mejora la calidad de vida al reducir los síntomas de insomnio, estrés, ansiedad y depresión. A través de un conocimiento más profundo de los aspectos cognitivos del yoga, YOI puede contribuir a mejorar la energía, así como incrementar una conexión profunda y amable con uno mismo y con los demás.

PARA SABER MÁS:

Shiv Yog: <https://shivyog.com/>.
Yoga de los Inmortales: <https://yogaofimmortals.com/>.

De este libro me quedo con...

Este libro se terminó de imprimir en los talleres de Limpergraf
en febrero de 2026.

La práctica de la inmortalidad ha sido posible gracias
al trabajo de su autor, Ishan Shivanand, así como de
la traductora Victoria Simó, la correctora Rosa Iglesias,
el diseñador José Ruiz-Zarco, el equipo de Realización Planeta,
la directora editorial Marcela Serras, la editora ejecutiva
Rocío Carmona, la editora Ana Marhuenda, y el equipo
comercial, de comunicación y marketing de Diana.

En Diana hacemos libros que fomentan
el autoconocimiento e inspiran a los lectores
en su propósito de vida. Si esta lectura te ha gustado,
te invitamos a que la recomiendes y que así, entre todos,
contribuyamos a seguir expandiendo la conciencia.